生 命 时 速

——拯救 200 万生命的创新急救模式

SHENGMING SHISU

——ZHENGJIU 200WAN SHENGMING DE CHUANGXIN JIJIU MOSHI

原　著　［美］威廉·哈兹尔廷

（William A · Haseltine）

主　译　张文中　肖　月

中华医学电子音像出版社

CHINESE MEDICAL MULTIMEDIA PRESS

北　京

图书在版编目（CIP）数据

生命时速：拯救 200 万生命的创新急救模式/张文中，肖月译 . —北京：中华医学电子音像出版社，2018.9

ISBN 978 - 7 - 83005 - 163 - 1

Ⅰ.①生… Ⅱ.①张… ②肖… Ⅲ.①急救医疗-研究-印度 Ⅳ.①R199. 351

中国版本图书馆 CIP 数据核字（2018）第 219859 号

网址：www.cma-cmc.com.cn(出版物查询、网上书店)

外版合同登记号 01-2018-6684

This book was first published in 2018 by Tethys, an imprint of Yatra Books (www. yatra-books. com), New Delhi, India.

本书于 2018 年在印度新德里由 Tethys，Yatra Books 旗下出版社首次印刷出版。

生命时速——拯救 200 万生命的创新急救模式
SHENGMING SHISU——ZHENGJIU 200WAN SHENGMING DE CHUANGXIN JIJIU MOSHI

主　　译：张文中　肖　月
策划编辑：冯晓冬　史仲静
责任编辑：赵文羽
文字编辑：王月红　郁　静
校　　对：龚利霞
责任印刷：李振坤
出版发行：中华医学电子音像出版社
通信地址：北京市东城区东四西大街 42 号中华医学会 121 室
邮　　编：100710
E - mail：cma-cmc@cma. org. cn
购书热线：010-85158550
经　　销：新华书店
印　　刷：廊坊市团结印刷有限公司
开　　本：720mm×1020mm　1/16
印　　张：8. 75
字　　数：105 千字
版　　次：2018 年 11 月第 1 版　2018 年 11 月第 1 次印刷
定　　价：50. 00 元

编译委员会名单

主　　译　张文中　肖　月
专家委员　（按姓氏汉语拼音排序）

曹勇涛　美国印第安纳大学
陈　焜　北京朝阳急诊抢救中心
陈玉国　山东大学齐鲁医院
陈韵岱　中国人民解放军总医院
丛海波　威海市中心医院
段安安　国科健康
高传贵　浪潮集团
高燕婕　国家卫生健康委员会信息化领导小组办公室
葛均波　复旦大学附属中山医院
顾建钦　河南省人民医院
顾乃刚　天津市急救中心
何忠杰　中国人民解放军总医院第四医学中心
胡大一　北京大学人民医院
胡占民　中国人民健康保险股份有限公司
黄绪东　北京巨东康业科技有限公司
霍　勇　北京大学第一医院
金小桃　中国卫生信息与健康医疗大数据学会
孔　飞　妙健康
李彩云　中国妇女发展基金会
李　欣　广东省人民医院

序

院前急救是社会保障体系的重要组成部分,是城市经济发展、精神文明建设和综合服务能力的重要标志,对于发挥政府职能、保障群众健康、促进社会发展等都具有极为重要的意义。

《生命时速——拯救200万生命的创新急救模式》一书,介绍了印度急救管理研究中心(EMRI)急救服务模式的发展历程,对印度急救体系的核心模块、服务模式、成功要素等做了详细的梳理,对于我国等人口众多、地域广博、资源缺乏的发展中国家急救体系建设提供了一个很好的例子。

2005年建立的印度急救管理研究中心(EMRI)是印度政府和私营部门合作的典范,私营企业充分发挥了技术、资源、管理的优势,在印度中央及邦政府的政策支持下,建立了低成本、广覆盖的院前急救服务网络,为普通民众提供高质量的急救服务。不仅挽救了生命、改善了母婴健康,还促进了医疗急救资源的优化配置和合理使用,推动了急救和公安、消防等社会公共服务的融合。

2003年SARS疫情后,中国政府全面加强突发事件应急体系建设,2004年发布了"加强院前急救服务网络建设及'120'特服号码管理的通知",提出了进一步加强急救工作的要求,为建立适应社会需求、保障群众健康的院前急救服务体系提供了方向和指引。然而,我国地域广博、人口众多,受经济社会、道路交通、地理环境等因素影响,各地急救服务网完善程度不一,实施效果也不尽相同,院前急救和其他社会救援体系割裂,一些地区急救服务尚不能满足群众急救需求。

　　当前国际主要的院前急救服务模式存在差异,欧美成熟卫生服务体系下的院前急救模式主要分为英-美模式和法-德模式。前者强调在现场紧急处理后尽快把伤病员安全转运到医院再进行有效治疗,就是"将病人带到医院";而后者强调由医院抢救小组尽快到达现场,在现场对伤病员进行救治,然后再转运到医院继续治疗,就是"将医院带给现场的病人"。受社会经济条件、道路交通状况、自然环境、卫生服务体系能力等条件制约,发展中国家多数尚未建立完善的急救服务体系。

　　作为金砖国家,印度和中国具有相似的社会经济发展状况,在医改推动过程中也面临如何以有限的资源满足不断增长的健康需求的问题。印度急救体系建设的有关经验给我们提供的启示具有重要的意义。在一个资源匮乏的泱泱大国,卫生服务体系能力不足的情况下,如何通过公私部门协作(PPP),撬动社会各部门力量,建立了一个低成本、广覆盖的院前急救服务网络。随着社会的发展,人们需求的提高,分级诊疗制度的逐步推进,以及院内救治专业化分工越来越细,我国急救体系也将随之发生改变,院前急救变得越来越专业,通过精细化管理向精准急救方向发展,传统急救调度向医学专业分级调度发展,亟待建立包括区域急救一体化、院前院内急救一体化建设、基于急救互联网+的应用,以及通过乡村医生完善农村急救体系等为内容的智慧急救体系。

　　此书为我们提供了一套可借鉴的急救服务体系模式。当前我国医药卫生体制改革已进入深水区,市场准入放开,民营资本已经进入急救领域,与公立医院以及"120"急救等互为补充。目前院前急救服务属于非营利性民生行业,民营机构同样需要承担必要的社会责任,以体现医疗卫生行业的公益性。

在此，为政府相关部门管理者、急诊急救行业监管和从业者，尤其是广大有志于为发展急诊急救事业贡献力量的社会组织、科技公司、研究人员推荐此书，希望在公私合作、互联网＋急救方面提供参考。

张宗久

2018.7.13

原著前言

威廉·哈兹尔廷

（William A · Haseltine）

急救服务体系对于实现全民健康覆盖的意义

急救服务在医疗卫生体系中发挥着关键的作用，但这种作用却常常被人忽略。迈向全民健康覆盖的路上，一体化急救服务体系需要协调各个卫生相关部门，以挽救生命为目的，为危急事件中的患者提供院前服务。有效的卫生急救体系可以显著降低新生儿和孕产妇死亡率。对于心脏病和脑卒中等危及生命的常见病，只有建立完善的急救系统才能确保发病患者获得及时的转运服务。对于老年人跌倒、儿童烧伤等家庭中的意外事故，及时将伤者送到医疗机构，才能确保他们获得救治。

急救服务体系虽在城乡诊疗服务衔接中发挥着重要的作用，但可持续发展目标却未提及救护体系的作用。本书讲述了质量卓越、全民可及、可负担的急救系统如何给人群健康带来深远的影响。我认为，不建立有效整合的急救服务体系，就无法实现全民健康覆盖目标，也难以实现预期人口健康结果。

印度用10年时间建立了覆盖全民的世界水平的急救服务体系，称作急救管理研究中心（EMRI），该体系在印度产生了深远的影响。印度政府通过进行合理的顶层设计、设定明确的发展目标、建立适宜的合作伙伴关系，在短期内实现了为全民提供优质、可负担医疗急救服务的目标。

EMRI 所提供的全民可及的优质急救服务（universal emergency care）惠及印度 7.5 亿民众。该机构目前已挽救 200 多万人的生命，处理 5600 万件医疗、警务、消防急救事件，为近 1900 万孕产妇提供转运服务，为近 50 万婴儿的安全出生保驾护航。

EMRI 平均每天挽救 900 人的生命，接听 15 万次电话，处理 2.4 万次紧急情况。

EMRI 为现场救援提供配有急救药品和专业急救人员的救护车，城区内 15 分钟到达，农村和部落地区 25 分钟内到达。

急救服务的次均成本不到 15 美元，不足美国 911 急救成本的 1%。在服务覆盖地区，受益人不需要支付任何费用。EMRI 可调配上万辆救护车和 4.5 万多名专业技术人员，遍布城市、郊区、农村及偏远地区。EMRI 在社区培训了 50 万名可参与紧急处置的人员。

EMRI，现更名为 GVK EMRI，是目前公私合作模式建立的全球最大规模的综合急救服务提供者，已与印度 15 个邦的政府建立合作关系。

EMRI 质量控制、数据监测及信息管理系统是世界顶级的，而这样的创新居然出现在一个以环境复杂、资源短缺而著称的国家。接下来的章节将介绍这个创新是如何成为现实的，总结经验教训，为其他探索类似创新模式的国家提供借鉴。

目　录

本书分析印度急救管理研究中心（EMRI）管理与运行模式的意义。

本章介绍印度 EMRI 建立前医疗急救服务的情况，以及印度软件业风云人物——萨蒂扬计算机服务有限公司（Satyam Computer）（总部位于海得拉巴）的董事长拉玛林加·拉朱（Ramalinga Raju），如何利用软件技术建立一体化的急救网络体系。

本章介绍拉玛林加·拉朱在建立 EMRI 时的想法。2001 年，拉玛林加·拉朱成立了柏拉主基金会（Byrraju Foundation）以纪念其父——萨蒂扬集团创始人马林加·萨蒂亚纳拉亚纳·拉朱（Byrraju Satyanarayana Raju）。拉玛林加·拉朱在接受采访时表示，父亲坚信通过引进先进的管理理念和技术，可帮助农村贫困人口脱贫。基金会注意到农村地区急救转运服务的迫切需求，于 2003年 7 月启动了急救试点项目"霎哈嘉（Sahaya）"，后来成为 EMRI 体系建立的基础。

本章介绍"108"急救热线服务建立和推广的关键要素，包括政府的实施意愿和开放思维,偏远地区急救服务的可及性及先进的信息技术。

第 4 章 过程:关键节点

本章介绍 EMRI 急救处置的过程,从"108"呼叫中心接到电话到患者出院反馈信息的收集。EMRI 服务以其一体化急救处置模式而著称,集合医疗、警务和消防等力量。一体化急救模式内涵是什么? 它是如何实现的?

第 5 章 联合警方和消防部门建立一体化急救服务体系

本章介绍急救调度中心如何协调警方和消防部门处理急救事件。EMRI 创建伊始,建立了非营利组织——健康管理研究中心(EMRI),旨在将现代管理方式和信息科技引入到公共卫生机构,以改善医疗服务水平。

第 6 章 特殊救护车服务

本章介绍当发生孕妇分娩和心脏病突发急救时,新生儿专用救护车、心脏医疗救护车及其他妇幼卫生相关特殊救护车服务。

第 7 章 健康管理研究中心

本章介绍 HMRI 如何通过电话咨询提供合理的医疗建议。拉玛林加·拉朱的经历是印度最励志的成功故事之一,他一路走来成为印度软件行业的泰斗,领导印度规模最大、最成功的软件公司之一萨蒂扬。该公司在 20 世纪 90 年代稳步发展,其服务的客户遍布印度国内外。而后这位功成名就、高瞻远瞩、富有创意的拉玛林加·拉朱又是如何把这一切抛在身后。虽然拉玛林加·拉朱于 2015 年因其错误行为而入狱,印度各邦政府仍然需要 EMRI 提供的服务,这个不争的事实证明这个项目是成功可行的。事实上,正是因为印度政府的关注并参与到项目中,才保证了 EMRI 最终的成功。

第8章　政府的角色与支持 ·················· （62）

　　本章阐述政府对 EMRI 的投入力度和信任程度，以及政府如何从一个一般合作伙伴发展成为大股东的。

第9章　运行机制与体系研究 ·················· （69）

　　本章探讨 EMRI 的管理细节，分析并研究在强化和改善 EMRI 服务当中的核心作用。

第10章　医学教育与临床研究 ·················· （76）

　　本章介绍 EMRI 急诊医学培训中心及其如何成为印度首家急诊医学领域的全教育培训机构。

第11章　服务拓展与未来挑战 ·················· （85）

　　本章介绍 EMRI 利用现有技术能力开展的其他服务，以及将业务拓展到印度其他邦及国外的计划。

第12章　影响与演化 ·················· （88）

　　本章介绍 EMRI 服务的 3 项外部评估研究及 EMRI 急救人员处理的典型急救案例。

第13章　全球性启示 ·················· （105）

　　本章讨论 EMRI 的经验为政策制定者、私营部门及整个医疗界带来宝贵的经验和有待于进一步挖掘的发展机遇。

简　介

本书分析印度急救管理研究中心(EMRI)管理与运行模式的意义。

医疗领域借助突破性创新可提升医疗服务质量,提高服务可及性和可负担性。卓越的创新服务应具有公平性、可推广性和可持续性。通过阅读本书,读者可体会到 EMRI 提供的急救服务正是这样的突破性创新。

ACCESS Health International 的愿景是所有人,不论身在何处,不论年龄几许,都有权力享受到高质量、付得起的医疗服务,过上健康充实的生活。ACCESS Health 在世界范围内寻找创新的卫生筹资模式、医疗服务提供模式和医疗质量改善的案例,致力于支持政府及私营企业推广最佳实践。

ACCESS Health 研究高效医疗系统的内部机制及关键要素,重点分析的问题包括:高效医疗体系的建立基础、发展的促进因素、政府的定位分工、全民可及的优质医疗服务建立模式。围绕上述问题,我们整合证据,把最佳卫生体系实践推介给各国政府和私营部门。在此背景下,本书介绍了印度 EMRI 急救服务模式案例,分析其何以提供全民可及、可负担的优质医疗服务。

本书作者是 ACCESS Health International 主席和董事长威廉·哈兹尔廷博士(William A. Haseltine)。ACCESS Health 是一家业务遍及美国、印度、中国、新加坡、瑞典、菲律宾的智库和非营利咨询集团。

哈兹尔廷博士的职业生涯横跨科技、商业和慈善领域,曾于1976—1993 年在哈佛医学院和哈佛公共卫生学院担任教授,在此期间创立生物化学药理学和人类逆转录病毒学部门,并担任这两个学术研究部门的主席。

哈兹尔廷博士因其在癌症、艾滋病毒/艾滋病和基因组学方面的开创性工作而闻名,在同行评议期刊上累计发表论文 200 余篇。他还创立了人类基因组科学公司(Human Genome Sciences Inc.),在 2004 年之前任该公司的主席和董事长。此外,哈兹尔廷博士还是其他几家成功的生物技术公司创始人,由这些公司研制的 8 种医药产品目前已在美国和国际监管机构获得批准。他还是哈兹尔廷科学艺术基金会(Haseltine Foundation for Science and Arts)主席,在多家创新型医药企业担任顾问和董事会成员。

本书的撰写还得益于锡达尔塔·巴拉彻里亚(Siddhartha Bhattacharya)和斯图蒂·舒克拉(Stuti Shukla)的工作成果。

锡达尔塔·巴拉彻里亚担任 ACCESS Health 印度主任,领导并负责该地区的整体发展及活动管理工作。他的职责包括与公私服务机构及研发机构建立合作关系。锡达尔塔·巴拉彻里亚曾担任 GVK 应急管理和研究中心的首席运营官和技术主管。在此之前,他曾任职于美国戴尔公司、飞利浦印度办公室,曾供职于喀拉拉邦政府,参与多个跨部门的全球性项目。

斯图蒂·舒克拉是 ACCESS Health 印度办公室的研究顾问,参与过与印度各级政府和发展部门合作的多个项目。她为本书提供了重要的研究和管理支持。在加入 ACCESS Health 之前,斯图蒂·舒克拉是《印度快报》驻孟买的记者。她拥有孟买大学的新闻学学士学位,是班加罗尔印度管理学院公共政策和管理的研究生。

EMRI 服务概述

EMRI 在创建之初推出了急救试点项目,并由此建立了印度急救服务体系。截至 2005 年 8 月,75 辆救护车穿梭在行政区划改革前的安得拉邦的 5 个城市及 30 个主要城镇。目前,EMRI 为 15 个邦和 2 个中央直辖区的近 7.5 亿人提供服务[1]。

EMRI 及其他私营急救服务机构共投放了 11 000 辆救护车,聘用 2 万多名医疗和辅助医疗专业人员。印度 GVK 集团目前负责管理 EMRI,作为 GVK 基金会开展的企业社会责任活动,因此也经常被称为 GVK EMRI。目前,管理层正在与多个东南亚国家就输出 EMRI 的服务模式进行磋商。2016 年,斯里兰卡在 EMRI 的帮助下引进了“108”急救服务。

本书还将介绍 GVK 集团管理的“104”远程医疗服务。2007 年,“104”服务由健康管理研究中心(HMRI)与安得拉邦政府通过公私合作模式正式建立,提供健康信息求助热线服务。“104”热线为农村和偏远地区面临缺医少药问题的居民提供在线医疗援助。求助热线为来电者提供健康建议,解决医疗信息不对称问题,并提供转诊服务。

政策制定者与非营利性机构建立了共同的目标,致力于改善重要公共服务的可及性,最终促成了急救服务及健康咨询服务体系的建立。从一个小型的急救试点项目发展成为全国性急救服务体系,凭借的主要是私营企业的专业技术能力与政府强烈的政治意愿。

数字讲述故事

截至 2017 年 8 月,EMRI 挽救了 230 万人的生命,处理 5610 万起紧急情况,服务 1890 万名孕妇,助力 48 万名新生儿的出生。

EMRI 日均医疗急救服务:接听 15 万次电话,处理 2.4 万个紧急事件;挽救 900 人的生命;及时解决 97% 的急救电话;平均 90～120

---

1. 由印度联邦政府直接管辖的领土。

秒派出一辆救护车;救护车抵达城乡急救现场的平均用时为 15 分钟和 25 分钟;印度 14 个邦和 2 个中央直辖区配备 1.1 万辆救护车;每辆救护车平均行驶 200 千米;救护车运营维护费为每公里 30 美分;雇佣 4.7 万人;3/4 的服务人群为贫困人口(EMRI 估算结果)。

自 2007 年成立以来,急救医学学习中心已培训近 9 万名基础急救医疗技术人才,其中 500 多人已获得高级医疗辅助人员资质。

EMRI 自成立至 2017 年 8 月 31 日期间全部紧急救助的急救事件案例情况见表 0-1、图 0-1。

表 0-1　EMRI 自成立至 2017 年 8 月 31 日期间全部紧急救助的急救事件案例情况

	数量	百分比(%)
急救事件	5610 万	100
医疗急救	5500 万	98
匪警	897 338	1.6
火警	224 335	0.4

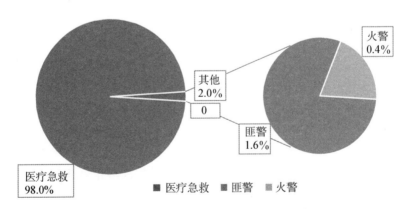

图 0-1　EMRI 自成立至 2017 年 8 月 31 日期间全部紧急救助的急救事件案例情况

EMRI 自成立至 2017 年 8 月 31 日期间的最主要紧急情况见表 0-2、图 0-2。

表 0-2　EMRI 自成立至 2017 年 8 月 31 日期间的最主要紧急情况

年份	急救事件数量
2005	16 444
2006	89 598
2007	384 323
2008	1 801 881
2009	3 158 233
2010	3 772 813
2011	3 692 629
2012	4 150 382
2013	6 703 003
2014	7 976 100
2015	8 507 710
2016	9 222 686
2017	6 607 886
总数	56 083 631

急救管理研究中心还开通了除拨打"108"热线以外可使用救护车的服务:运送参与妇幼保护计划(JSSK)的孕产妇和婴幼儿。专供产科急救使用的救护车将分娩后的产妇和新生儿送回家。截至 2017 年 8 月,JSSK 下的救护车总数为 4255 辆;自成立以来项目受益 2831.4 万人;2017 年 8 月项目受益 66.3 万人;每日派遣救护车 2.21 万辆。

目前,EMRI 的服务能覆盖的邦与地区见表 0-3。

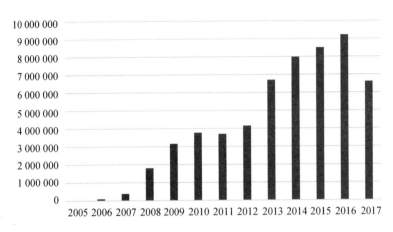

图 0-2　EMRI 自成立至 2017 年 8 月 31 日期间的最主要紧急情况

表 0-3　EMRI 的服务能覆盖的邦与地区

	邦政府名称	"108"热线 救护车数量	将产妇和儿童 送回家的救护车数量
1	喜马偕尔邦	198	126
2	北阿坎德邦	140	106
3	拉朱斯坦邦	638	582
4	北方邦	1 488	2 270
5	古吉拉特邦	585	256
6	恰蒂斯加尔邦	238	356
7	梅加拉亚邦	48	-
8	阿萨姆邦	701	235
9	达曼-第乌	17	-
10	达德拉-纳加尔哈维利		
11	特伦甘纳邦	334	41
12	卡纳塔克邦	754	-
13	安得拉邦	468	279
14	果阿邦	34	4
15	泰米尔纳德邦	839	-
印度邦总数		6682	4255
16	斯里兰卡	88	-

参与 JSSK 的孕产妇和婴幼儿的转运服务见表 0-4。

表 0-4 参与 JSSK 的孕产妇和婴幼儿的转运服务

邦名称	截至 2017 年 8 月救护车数量	自成立以来的受益人数	2017 年 8 月受益人数
阿萨姆邦	235	1 168 724	17 252
北阿坎德邦	106	315 942	1 982
古吉拉特邦	256	1 578 659	50 497
安得拉邦	279	494 362	19 904
特伦甘纳邦	41	72 451	2 939
恰蒂斯加尔邦	356	2 364 606	66 873
北方邦	2270	21 546 206	430 947
喜马偕尔邦	126	137 082	4073
果阿邦	4	4 683	86
拉朱斯坦邦	582	631 389	68 406
总数	4 255	28 314 104	662 959

EMRI 的其他主要服务

1. "104"热线 与联邦属地达曼-第乌、达德拉-纳加尔哈维利及泰米尔纳德邦合作共同推出"104"健康咨询热线。截至目前,"104"热线已接到超过 200 万次电话,并向 50 多万位来电者提供咨询服务。

2. "100"热线 警务热线在安得拉邦和特伦甘纳邦每天受理近 3000 起投诉,在古吉拉特邦每天受理紧急案件超过 2000 起。

3. "181"热线 "181"妇女求助热线对古吉拉特邦和北方邦开放,处理针对妇女的犯罪案件,安排女性法律顾问和女警官为受害女性提供援助。古吉拉特邦和北方邦的热线分别接受了 20 万余次和 11 万余次电话。

4. 新生儿救护车 配备接受过正规训练的新生儿专业人员,负责新生儿急救转运。目前泰米尔纳德邦和果阿邦分别配备了 65 辆和 2 辆新生儿救护车。

5. **移动医疗队** 可以解决偏远地区的医疗问题,在恰蒂斯加尔邦、古吉拉特邦、中央邦、马哈拉施特拉邦共部署 100 多个移动医疗队。

6. **急救船** 用于河流区域或洪水期的紧急救援任务,在阿萨姆邦、北阿坎德邦、达德拉-纳加尔哈维利联邦属地提供救援服务。

7. **救护用轿(Doli-Palki)** 适用于山路或没有道路的区域。北阿坎德邦配有 500 个救护用轿。

8. **妇女、儿童追踪定位** 北阿坎德邦还提供妇女、儿童追踪定位服务。截至 2016 年 12 月,在政府工作的一线妇幼工作人员已接到 20 万次咨询电话。

第1章 印度急救服务的变革

图拉(Tura)镇坐落于印度东北部多山地带，腾格·桑玛(Tenga Sangma)是镇上的一名农场工人，一次砍柴时不慎从树上跌落，被地上的树枝刺穿腹部，流血不止，无法运送他到附近的医院。桑玛的姐夫打电话给"108"热线。虽然山路崎岖，救护车还是在30分钟内到达现场，把受伤的桑玛送到医院并及时进行手术。手术很成功，桑玛在住院几天之后平安出院。

26岁的瓦利(Vally)被送到南方城郊的一所私立医院，医生判断早产并伴并发症，建议她去35千米外的大医院就诊。当晚下着大雨，多地交通堵塞，转诊过程用了1个多小时。抵达医院后女婴降生，母女平安。

贾马尔·尤琪(Jamaal Yusufi)是印度北部地区的社区卫生工作者，当地为丘陵地带，道路不通，经济落后。她说："救护车服务给当地的孕妇带来了福音，此前每年至少有2名产妇死于妊娠并发症。这项服务为穷人带来了希望。"

12年前，急救服务在印度是闻所未闻的。急救管理研究中心(EMRI)提供紧急救助服务之前，印度的院前急救体系基本不存在。印度国内不同地区间的紧急和创伤医疗救助服务可及性和服务水平参差不齐。急救服务不成体系，只有少量由政府和私立机构运营的救护车服务。

根据印度官方统计，医疗急救和其他急救案件数目非常之多。

公路运输交通部、内政部和国家犯罪记录局的数据显示,2007 年印度平均每天有近 30 万起急救事件,全年急救事件累计影响 9.5％的印度人口,其中 80％是医疗急救,18％是匪警急救,其余 2％为火警急救。

EMRI 数据分析显示,印度每天发生的 30 万件急救事件中,80％的受害者来自低收入群体,80％的死亡案例发生在事发 1 小时内,主要致死原因是治疗的延误[1]。

《印度急救杂志》2005 年 8 月刊中提到,"在交通事故中,从事故发生到患者被送往医院之间至少有 30～45 分钟的间隔。12％的创伤救治机构无法提供救护车。在可用的救护车当中,只有 50％的救护车配有车载急救设备,可为事故受害者提供转运途中的基本救护服务,仅 4％的救护人员接受过正规培训"。

据世界卫生组织预测,到 2020 年,印度每年有将近 55 万人死于公路交通事故,交通事故将成为印度人口的主要死亡原因。当前数据显示,到 2020 年心脏病和脑卒中将成为印度人口另一个主要的死亡或残疾原因。印度国家人权委员会 2004 年的一份报告显示,2004 年占印度全年死亡人数的 10％,约 40 万人死于未及时获得有效治疗。印度法律委员会 2006 年的一份报告表明事故和伤害占印度所有死亡人数的 10％。印度每千辆机动车的事故率居全球之首。

印度直到 2005 年才只形成一套包括 3 个免费急救热线的体系,即匪警"100"、火警"101"、医疗急救电话"102"。提供这些急救服务的政府机构彼此之间独立运作,基本上没有任何协调。在国家层面上,紧急救助和创伤应对体系下的多个部门较为分散,没有负责统筹协调的机构。

印度的救护车数量偏少,与这个国家庞大的人口不成比例,

---

1. EMRI 内部成本研究报告,2007。

偏远地区几乎没有配备救护车。政府运营的救护车数量少,而私立机构和医院的救护车服务能力弱,无法满足急救服务需求。农村地区的患者常乘坐拖拉机或牛车前往医疗机构。由于各级各类医院分工定位不明确,急诊患者一般被送往最近的医疗机构,不管该机构是否有能力提供救治。

很大一部分死亡是由于分娩并发症、心血管卒中等疾病延误治疗。印度 2013 年发布的医疗鉴定死亡原因年度报告显示,鉴定由循环系统疾病或心脏病导致的死亡人数占总死亡人数之首,达到 29%。印度注册总署(The Registrar General of India)调查了 2001—2003 年印度全国具有代表性的 100 多万户家庭与分娩有关的死亡事件,结果表明只有 2/3 处于危急状况的产妇去医院看病。调查还指出将近 30% 的分娩都是发生在医院之外,获得的医疗护理服务程度不一。印度贫穷邦的农村地区新生儿出生数约占全国总数的 50%,但产妇死亡数却占全国总数的 75%。

根据 2013 年死亡统计和民事登记系统数据,全国死亡登记近 1/4 的当事人没有接受任何医疗服务。2013 年数据显示,仅 43% 的死亡事件发生在医院内,另外 10% 在医院外发生但接受了诊治服务。实际的未接受救治死亡数可能更大。报告显示,只有 20% 的死亡数有医学死亡证明,主要集中在城市地区。

EMRI 启动急救服务项目以前,打车前往医院是最常见的患者转运方式。在城市城区,由于担心会被警察盘问或花时间出庭作证,路人并不愿对交通意外者施以援手。患者运送费用也给患者及其家属造成较大的经济负担。医院经常拒收那些无法预先支付医药费的患者。因此,很多人由于在事故发生 1 小时内无法获得及时的救治而失去生命。

私人医院的医师因担心受法律程序影响,往往拒绝给事故患者提供救治。1989 年以前,事故患者在警察局登记备案交通事故后,才能去医院进行治疗。1989 年,最高法院公布法令,允许公立医院或私立医院在事故报警前为急救患者提供救护服务,法令旨在保障医院为患者提供必要的救治,然而大多数医院对于救治事故患者仍存在疑虑。

印度的医疗服务体系能力不足,无法为绝大多数人提供急救服务。需要建立一体化的急救服务体系,提供院前或辅助医疗服务。

2005 年,总部位于海得拉巴的财富 500 强软件公司——萨蒂扬计算机服务有限公司董事长拉玛林加·拉朱(Ramalinga Raju)率先运用印度的技术能力建立起一套集中管理的急救服务网络。拉玛林加·拉朱受美国"911"急救体系和欧盟"112"急救体系的启发,建立了适合印度国情的急救体系。他认为,印度有先进的技术和数据分析能力,劳动力教育水平提升,管理效率高,这些都是建立投入产出高的优质急救服务体系的基本要素。

拉玛林加·拉朱挑选了信息科技和医疗领域最优秀的人才,聘请了专业的管理团队,在海得拉巴成立了 EMRI。机构定位为非营利组织,实行企业管理架构和发展战略。拉玛林加·拉朱提出建立公私合作模式,认为该模式有助于全国急救服务体系的建立。

"108"热线与美国的"911"热线服务类似,所有人都可以拨打这个免费热线电话呼叫救护车,也可以拨打"108"呼叫火警和匪警。急救调度中心接听电话后,调遣配备了急救设备和专业人员的救护车。

2005 年 8 月,EMRI 开始小范围试点急救服务。在印度南部相对富裕的安得拉邦 5 个城市及其邻近县城部署了 75 辆救护车。试点启动 2 年后,邦政府承担了大部分服务经费,EMRI 积极拓展合作,使该邦 800 万人口均可享受到急救服务。实体企业的慈善目标与邦政府的发展议程实现了有效融合。

其他邦政府也很快了解到 EMRI 提供的急救服务具有较大的健康价值。EMRI 急救服务建立 12 年后,已覆盖印度 20 个邦和 2 个联邦属地,惠及印度 13 亿人口当中的 8.5 亿人。其中,EMRI 负责管理 14 个邦和 2 个联邦属地 7.5 亿人口的急救服务。

EMRI 成立以来印度的急救体系发生了哪些变化? 首先,地理交通问题造成印度一些地区救护车匮乏,而现在有近 1.1 万辆高配置救护车随时待命。十年来,EMRI 提供的紧急救助服务已挽救超过 200 万人的生命,若在以前这些人很可能会因为延迟入院而死亡[2]。

EMRI 部分区域急救服务的评估结果显示,人口健康指标得到了明显改善。例如,据估计,EMRI 紧急救助服务运行 4 年,产妇获得高效转运服务,使得安得拉邦孕产妇死亡率减少 15%[3]。患者家庭就诊交通开支大幅降低,例如安得拉邦患者就诊交通费减少 37%[4]。

接受培训的急救医护人员数量持续增加。此前,由于缺少正规急救医学培训,院前和院内急救人员或医疗辅助人员极其匮乏。隶属于海得拉巴奥斯马尼亚大学的 EMRI 急救医学中心,负责为 EMRI 的救护车服务网络以及在公立医院和私立医院创伤诊疗部门输送专业人才。

创始团队认识到研究对于最佳操作实践实施的重要性。科研可以保证医疗服务质量,克服操作层面的不足。领导力、创新性、技术能力和研究能力是 EMRI 急救服务的核心要素。除了信息技术,医疗技术、救护车操作技术等先进技术均应用于各级各类服务中。技

---

2. 请登录 EMRI 官网查阅最新数据. http://www.emri.in/。

3. Jena B, Bharadwaj D, Rao GV. Strategy towards achieving a safe motherhood in India: a case study of GVK-EMRI. In: Somauajulu UV, Prakasam CP, Audinarayana N, Vaidyanathan KF, editors. Health, poverty and human development: perspectives and issues. India: Serials Publications Pvt. Ltd, 2011.

4. Rao M, Katyal A, Singh PV, et al. Changes in addressing inequalities in access to hospital care in Andhra Pradesh and Maharashtra states of India: a difference-in-differences study using repeated cross sectional surveys. BMJ Open,2014,4: e004471. doi:10.1136/bmjopen-2013-004471.

术的应用使得救护车以低廉的服务成本高效服务于患者。目前,所有 EMRI 救护车都配备了全球定位系统,更便捷地进行患者实时定位及救护车的移动监测。

EMRI 急救服务是印度本土的自主创新。企业不以营利为目的,受到政府和公众的认可。政府认可也是公众承认其合法性的关键。政府从运行效率和资金效率方面提供支持。正因为得到国家领导人的认可,才可以将服务推广到更大的范围。最终,政府持续的资金支持保证服务体系的可持续性扩张。

持续的资金支持和成本效率最大化是 EMRI 体系成功的关键,每位公民每年只需为 EMRI 一体化急救服务支付 24 美分。每辆救护车每月的运行和维护费用为 2000 美元。每辆救护车月均行驶 6000 千米。救护车每千米运行成本为 30 美分,与印度出租车的费用基本持平,还配备专业人员,可提供专业急救服务。因为 EMRI 急救服务覆盖范围广,所以即便在最偏远的地区,仍能保证低廉的服务成本。

EMRI 是世界上最大的紧急救护服务提供方,建立 12 年中挽救了 200 万人的生命,预计未来每年可挽救 100 万人。

在接下来的章节中,我们将带您追根溯源,深入了解 EMRI 服务理念的早期建立与发展历程。

第2章　梦想背后的梦想

柏拉主基金会(Byrraju Foundation)是拉玛林加·拉朱（Ramalinga Raju)2001年为纪念其父马林加·萨蒂亚纳拉亚纳·拉朱(Byrraju Satyanarayana Raju)建立的一个慈善项目。他的父亲是印度南部安得拉邦土生土长的农民,后转型成为企业家,一手创立了萨蒂扬集团。拉玛林加·拉朱在接受采访时表示,他的父亲坚信:农村地区的贫困人口如果有机会接触学习最先进的管理理念和技术,就可以实现脱贫。为了实现父亲的梦想,拉玛林加·拉朱成立了基金会,希望在农村提供有关服务。

柏拉主基金会在广大农村地区提供的服务包括水资源处理厂、农村商业服务外包中心、村级卫生服务中心、配备计算机的示范学校、卫生厕所、废物处理厂及急救服务。15年来,基金会的服务覆盖近120个村庄;每个村庄都建设了一个基本医疗卫生服务中心,与凯尔基金会(CARE Fundation)联合建立了20多个自来水厂。

基金会发现农村地区急需急救转运服务,于是决定优先提供这项服务。2001年8月,基金会在成立1个月后在安得拉邦的西戈达瓦里河县、东戈达瓦里河县及甘特县部署了3辆救护车。2003年7月,试点项目"霎哈嘉"正式在一个城市启动,梵文"霎哈嘉"(Sahaya)的意思为援助。当时,服务覆盖了19个村庄。基于"霎哈嘉"试点项目,2005年成立了急救管理研究中心(EMRI)。

一、试点村选择

基金会遵循科学的流程进行试点地区选择。基金会与村民开展合作,通过调研分析掌握村民实际需求,其中包括村里现有基础设施情况、公共服务机构的分布、资源基础及利用情况、村民的就业状况以及其他村级组织机构情况。

基金会根据评估列出村庄的优先需求,设计解决方案,并启动试点项目。解决方案设计的初衷是为了让村民通过培训、技能培养实现自力更生,能够胜任社区管理工作,充分利用社区资源,并向其他非项目地区推广成功经验。

整个流程获得了村民的认可,村民直接领导和管理项目,通过企业化运行创造财富和价值。到 2006 年,试点村的村民自身发展投资累计超过 100 万美元。

基金会在开展这些项目时与多家机构进行合作,其中包括位于悉尼的乔治国际卫生研究院(George Institute of International Health)、位于海得拉巴的凯尔医院和凯尔基金会(CARE Hospital and CARE Foundation)、联合国儿童基金会、阿齐姆·普莱姆基基金会(Azim Premji Foundation)、印度斯坦乳胶有限公司(Hindustan Latex Limited),以及塔塔咨询服务基金会(Tata Consultancy Services Foundation)。

基金会的活动分为两类模块:服务提供和管理支持。服务内容包括:①卫生服务、教育和成人读写能力;②水、环境和卫生;③生计维持、社区发展、灾难应急处置和灾后重建以及在线服务提供。管理支持包括沟通联系、人力资源管理、知识和过程管理、后勤管理和财务。

二、社区的参与

社区的角色包括受益者、志愿者、服务提供方、财务合伙人。他们共同组成农村发展委员会,由村民民主选举产生 9 名委员。由基金会提供或筹集的资金归委员会支配使用,委员会主导开展的所有工作都服务于实现农村转型的目标。

一项主要的任务是各村成立综合卫生室。每个中心配备一名有资质的医师,每天出 2 小时门诊,这名医师在 3 个村卫生室轮转。村卫生室还有 1 名执业助理护士和 1 名助产士每天负责值班。试点村总共配备了 50 名医师和 170 名其他医护人员。除提供基本医疗卫生服务和基本药物外,村卫生室还可以提供产前检查和新生儿保健服务,以及高血压、糖尿病和癫痫等非传染性疾病的治疗。电子血压计监测血压的月均成本为 15 美分。村卫生室还提供癌症检测和视力矫正设备。针对专科医师缺乏的问题,培训了一批助理护士兼助产士,可提供妇儿急诊服务及癫痫等常见病的诊疗。在村里定期举行眼病和口腔疾病义诊活动,免费发放眼镜。

村卫生室成立 4 年内共接待患者 350 万人次。村卫生室看不了的患者可转诊至二级、三级医疗机构接受治疗。通过远程医疗或会诊,农村居民获得了看专科医师的机会。1/3 的基本诊疗服务是通过远程医疗方式实现的。

基金会在村里建立净水厂,通过多级过滤技术产生 5 级净水,以每升不到 1 美分的费用为村民提供安全饮用水。净水厂的建成是村民和基金会共同努力的结果。净水厂保证每个家庭平均每天有 12 升安全饮用水。基金会还为 3 万多个家庭建了独立厕所。

在教育方面,基金会和 IBM 合作在小学建立了 20 个 KidSmart 儿童学习中心,儿童可以在学习中心使用计算机,共有 3000 多名儿童从中受益。近 4000 名教师接受多媒体培训,以培养其创造性教学技能。教育领域的其他项目还包括为超过 10 万名学生提供年度体检服务,筛查学生的营养健康状况。

三、就业机会

基金会的项目创造了就业机会,村里的许多年轻人不再向城市迁移。年轻人参与像 GramIT 这样的项目,不仅可以使用计算机,还有机会接受英语信息技术培训、学习沟通技能。GramIT 或农村信息技术中心充当印度企业、政府机构和其他机构的后台办公室。受过教育的农村失业青年经过选拔可以享受免费培训,培训内容包括英语写作和口语表达、计算机技术和一般性常识。每一个 GramIT 中心有 50 台计算机,可供 100 名年轻人分两批轮流使用。2005 年,两个这样的信息技术中心正常运行,雇用了 200 名流程管理人员。通常情况下,学生白天在农田里工作,晚上到中心学习。

柏拉主基金会在许多农村提供的服务包括当地水资源处理厂、农村业务流程外包中心、村级卫生中心、配备计算机的示范学校、卫生厕所、废物处理厂及紧急救助服务。15 年来,基金会的服务范围已覆盖近 120 个村庄;每个村庄设立一个初级医疗卫生服务中心,并与凯尔基金会联合建立了 20 多个自来水饮用厂。

拉玛林加·拉朱说:"建立 3 个业务流程外包呼叫中心的目的是为了减少农村人口向城市迁移。通过提升农村地区应用信息科技的能力,以及开展人力培训,就可以实现这个目的。"

基金会的一个主要工作目标是利用信息和通信技术,为农村人口改变自身经济、社会、文化和政治与地位创造一个公平的竞争环境。出于上述目的,基金会建立了霎哈嘉和阿什维尼(Ashwini)项目。阿什维尼项目试点村开展了优质医疗服务、教育、农业、生计培训和电子政务等活动。海得拉巴及其他沿海城市的各领域专家可以通过视频会议方式与村民进行远程沟通。项目采用六西格玛(Six

Sigma)质量管理以及财务管理,有效助力项目在农村地区的实施。

四、基金会影响及未来发展愿景

柏拉主基金会成立 4 年内,村卫生室就诊量超过 300 万人次,1/3 试点村的村民饮用上了清洁的水,20％的试点村基本实现了 100％的识字率。

在这 4 年期间,救护车参与救援了近 130 起急救事件,为 20 多位产妇提供转运服务。位于海得拉巴的呼叫中心调配这些救护车。患者转运途中,急救车内的急救人员与呼救中心人员保持联系,随时报告患者健康情况。急救服务的月均费用不足 30 美元。

拉玛林加·拉朱认为印度迫切需要建立全国统一管理的医疗急救服务体系。2005 年 4 月 EMRI 正式成立。几个月之后,在 8 月 15 日(印度的独立日),海得拉巴正式宣布急救服务体系建成,5 个城市及其周边 30 多个镇共配备了 75 辆先进救护车。

第3章 梦想成真

印度电信和信息科技革命为急救管理研究中心（EMRI）急救服务的实施提供了支撑。印度道路环境改善，开通了偏远地区的交通运输，也是"108"急救服务建立与完善的关键要素。然而，最重要的成功要素却是政府对企业参与公共服务提供的开放心态和大力支持。"108"急救服务的一线员工强调以上因素是 EMRI 成功的关键。我们将分析这个服务体系建立的历史沿革。

一些地方政府机构曾试图用计算机系统处理急救响应，但由于缺少统一结构化的体系，这些项目未获得较大成效。了解美国911热线等发达国家强大的紧急救助响应体系后，拉玛林加·拉朱（Rama-linga Raju）确信印度需要引进类似的体系，但需要根据印度国情进行调整。

千年之交，印度在信息和通信技术领域展示出卓越的能力，逐步成为全球软件行业的佼佼者。彼时，印度的电信行业革命刚刚随着手机的普及而开启，信息技术获得了蓬勃发展。几乎所有印度人都在使用手机，即使有些人没手机，周围人都有手机，因此手机可及性很高。2005 年，印度全国有 3000 多万手机用户，在之后的 10 年中用户量猛增。

2005 年为 EMRI 急救服务的推出提供了难得的好时机。印度议会选举结束，新政府领导班子上任。《国家农村卫生规划》和《农村道路建设规划》等国家级改革项目纷纷启动。手机用户量开始飞速增长。创始团队的很多成员均认为手机是 EMRI 急救服务模式成功的要素。EMRI 第一任董事长汶卡·昌戈瓦利(Venkat Changavalli)指出:电信革命是 EMRI 成功的关键。"使用移动电话可以快速拨通"108"热线。没有移动电话革命,EMRI 急救服务就不可能获得如此大的成功。"[1]

拉玛林加·拉朱相信,合理应用有关技术有助于优质急救服务的及时提供。他认为政府的支持、印度的信息技术水平及即将到来的手机革命共同提供了一个机遇,使科学、高效、统一的急救服务网络的建立成为可能。

萨蒂扬基金会最初开展了急救服务试点,之后成立了独立非营利机构 EMRI。萨蒂扬计算机服务有限公司仍然是 EMRI 的技术合作伙伴。2009 年,萨蒂扬计算机服务有限公司被收购,随后与印度软件公司马衡达技术(Tech Mahindra)合并。同一年,印度企业集团 GVK 下属的 GVK 基金会从萨蒂扬计算机服务有限公司接管了 EMRI,将其更名为 GVK EMRI。

在 EMRI 急救服务正式启动后不久,"108"热线服务创始团队又推出了另一个突破性的医疗创新。坚持技术引领卫生服务改革的原则,萨蒂扬基金会于 2006 年底在安得拉邦成立了健康管理研究中心(HMRI)。起初,HMRI 旨在通过电话咨询服务提供合理的医疗建议,后来 HMRI 的服务领域不断拓展,开展了针对偏远地区的移动医疗服务。HMRI 目前服务已覆盖印度 11 个邦,日均电话接听量在 5 万~7 万次。

2005 年,EMRI 的核心团队认为印度急救服务存在 4 个主要问题,即没有免费的急救热线,缺乏可用救护车,缺少专业医疗辅助人员来提供急救服务,患者经济承受力有限。

EMRI 的创始团队一方面不断创新急救服务模式,另一方面与政

---

1. 本书作者 2016 年 7 月 6 日对汶卡·昌戈瓦利进行的采访。

界及官员协作,推广有关服务,使这个项目成为国际典范。众所周知,拉玛林加·拉朱与其父均和邦级政治领袖交情深厚。当时作为国内一流软件咨询公司的创始人和董事长,他接近高层的政策制定者并非难事。拉玛林加·拉朱当时还是全国软件和服务公司协会的主席。

拉玛林加·拉朱与时任安得拉邦首席部长 Y. S. 拉贾塞哈拉·雷迪(YS Rajsekhara Reddy)沟通之后,获邦政府批准,在安得拉邦部分城镇开展试点项目。"印度急需一套统一的急救服务体系。我们不断地向首席部长介绍美国"911"服务体系的成就,结合本土技术优势,印度也可以推广类似的服务体系。我们知道,事实上,美国"911"急救服务技术老化,还是 1968 年的技术,相比之下我们的技术更先进。"[2]为了增加其吸引力,拉朱先生向政府保证试点项目的效果经过验证前,由 EMRI 承担所有经费支出。EMRI 负责设计技术、采购救护车并管理其运行。EMRI 仅需要邦政府、警方和消防部门的支持与配合。

在拜见首席部长时,拉玛林加·拉朱提到海得拉巴每年有近万人因急救服务不到位失去生命,这使雷迪先生感到非常震惊。决策者认识到有必要尽快建立统一管理的急救服务体系。安得拉邦财政部长 K. 鲁塞安(K Rosaiah)说政府将会把拉朱先生的提案列为试点项目。他说:"Y. S. 拉贾塞哈拉·雷迪(YS Rajsekhara Reddy)召集我和其他主要官员开会,详细讨论为公众提供急救服务的必要性。"[3]

安得拉邦卫生服务体系的重构,也为成立 EMRI 创造了良好的制度环境。在首席部长领导下,邦政府启动了全民医保项目,为多数

---

2. 拉玛林加·拉朱于 2016 年 9 月 24 日接受本书作者采访。

3. K. 鲁塞安于 2016 年 9 月 23 日接受本书作者采访。

民众提供了免费诊疗服务,即所谓的拉吉夫·阿罗雅思利健康保障制度(Rajiv Aarogyasri Health Insurance Scheme)。该制度由邦政府出资建立,委托公私医院向重病患者提供免费的住院医疗服务。在建立拉吉夫·阿罗雅思利健康保障制度前,邦政府通过建立电子医疗(e Health)、移动医疗(m Health)、远程医疗(tele Health)服务等扩大公共医疗服务的覆盖面,改善服务可及性。政府下决心向全民提供可负担的优质医疗服务,为建立全民覆盖的急救服务体系提供巨大的制度支撑。EMRI 和其他急救服务提供者的建立和发展离不开印度邦政府的大力支持。

2005 年初,拉玛林加·拉朱组建了包括萨蒂扬高管、主要职能部门负责人和管理及医疗领域优秀人才的团队。EMRI 最初的董事会成员包括卡内基梅隆大学的拉吉·瑞迪(Raj Reddy)教授,哈佛商学院的克里士纳·佩勒普(Krishna Palepu)教授,印度下议院的 J.P 纳拉扬(JP Narayan)议员。2007 年,其他一些优秀的人才陆续加入董事会,包括印度前总统、已故阿卜杜尔·卡拉姆博士(APJ Abdul Kalam)、管理咨询公司麦肯锡的前任总经理磊杰·古普塔(Rajat Gupta)、印度软件公司印孚瑟斯技术有限公司(Infosys)前任主席 K. V. 卡马斯(KV Kamath)、印度储备银行中央董事会主任基兰·卡尼克(Kiran Karnik),以及印度工业联合会前首席顾问塔隆·达斯(Tarun Das)。

EMRI 希望建立计算机化的急救管理和处置体系,通过在全国范围部署和管理救护车网络,为民众提供免费的急救服务。其愿景是在公私合作框架下每年在紧急救助事件中挽救 100 万人的生命。2005 年萨蒂扬计算机服务公司的副总裁阿尼·杰拉帕(Anil Jampala)是众多加盟 EMRI 的萨蒂扬员工之一。他说,经过多次反复论证建立了"每年挽救百万人"的愿景目标。"虽然某种程度上讲这是一个雄心勃勃的目标,但它可以让我们专注于自己的目的。"[4]

创始团队设计急救服务系统基本框架时,印度的急救医学教育尚在萌芽中,未建立正规的急诊医学培训课程,该领域专家也较少,于是团队向国内外卫生官员及学界专家寻求帮助。

卫生部高级官员 P・兰加・拉奥(AP Ranga Rao)博士给予了很大帮助。他在英国接受的是急救医学教育。其他参与解决问题的还有萨蒂扬员工 K. G. 克里希纳(KG Krishna)、苏达卡尔・瓦拉纳西(Sudhakar Varanasi)和 Y. N. S. 基肖尔(YNS Kishore)。萨蒂扬前董事长莫西说:"EMRI 的构架、核心技术以及其他软件相关的方面都是由萨蒂扬员工设计的。萨蒂扬呼叫中心的技术也被用来管理急救中心。"[5]

专家帮助团队制定了全面细致的系统模型,如定义紧急情况、识别客户、了解印度医疗急救服务情况、需要处理不同类型紧急情况的技能要求及救护车的设计等。EMRI 聘用麦肯锡的管理顾问团队研究分析全球主要的急救模式,其中包括救护服务、呼叫中心设计,并进行了印度急救服务体系成本分析。

EMRI 服务早期运行离不开政府部门的大力支持。一些邦政府官员积极参与合作并极力确保其平稳运行。印度政府通信和信息技术部下属电信部门给予了技术支持,使群众可以使用固定和移动电话免费拨打"108"服务热线。

经邦政府批准,警方和消防系统的独立应急系统也整合入"108"系统。警员和消防人员代表常驻 EMRI 指挥中心。政府官员也接受了处理急救情况的基本培训。

团队研究了其他国家在用的精细化急救体系,并前往美国调查

---

4. 阿尼・杰拉帕于 2016 年 7 月 29 日接受本书作者采访。
5. 莫西于 2016 年 7 月 22 日接受本书作者采访。

学习"911"系统,还会见了来自国家紧急救助电话协会、美国印度裔医师协会及美国急诊医学院的官员。

EMRI 急救医学中心的负责人 G. V. 拉马纳·拉奥(GV Ramana Rao)博士说团队想要设计以先进技术为支撑的管理系统。美国"911"系统不能提供统一的终端到终端服务。紧急救助电话、救护车、急救医疗教育等服务均由不同提供方承担。拉马纳·拉奥博士说:"我们在设计系统时想要避免分散化,这是基于国际模式研究及印度实际需要分析所做出的决策。在此背景下,形成了'获知,抵达,救护,48 小时随访服务'的一体化急救服务模式。"[6]

EMRI 建立了一支新型救护车车队,安装了国际上最先进的急救医疗设备,超越了印度现有救护技术水平。萨蒂扬公司的工程服务和制造部门帮忙设计了救护车。"108"救护车具有世界一流的技术配置,由印度萨蒂扬工程设计部门统一设计、生产和组装(图 3-1)。

EMRI 还吸纳了大量来自斯坦福医学院急救医学的专业知识。斯坦福大学的教授们在培训项目中发挥了重要作用。2007 年,EMRI 与斯坦福大学正式签订协议,合作开展培训研究中心建设。EMRI 初始设计即是在外部专家指导下形成的。

结合国际标准和国内实际,EMRI 建立了救护车时间管理目标,要求 15 分钟内抵达市区急救点,20～25 分钟到达农村急救点。根据此目标推算出救护车的部署密度为每 25 平方公里 1 辆。最初设计是基于每 4 万人 1 辆救护车。

团队还解决了急救相关的具体问题。如区分哪些急救情况可由基本设备来处理,哪些需要先进的救生设备,以及不同类型的急救车对医疗辅助人员和急救技术人员数量的要求。

---

6. 拉马纳·拉奥于 2016 年 10 月 9 日接受本书作者采访。

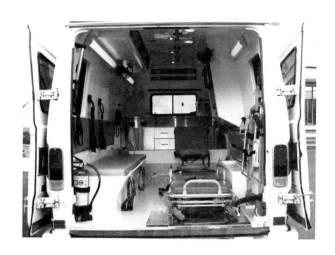

图 3-1　急救车内部

　　EMRI 团队挑选了一个很容易记住的数字"108"，这是从未用于热线电话的号码。EMRI 建立了一支全新的救护车车队，配备最先进的急救医疗设备。萨蒂扬公司的工程服务和生产部门设计了新型救护车，此类救护车具有 10 个新颖的特征，将在后面的章节一一介绍。"108"救护车的配置达到了国际先进水平，由印度萨蒂扬工程设计部门设计、生产和组装。汶卡·昌格瓦利说："这是真正的创新，我们在各个方面均有所不同，没有复制其他任何一种模型。"

　　因为缺少技术人才，所以要进行能力建设，不仅需要培训运营指挥中心的管理团队，还需要培训操作救护车的基层工作人员。在实际处理急救事件之前，培训中心开展为期 6 周针对急救医护人员的培训、4 周针对司机的培训，以及 2 周针对急救调度中心接线员的培训。

　　2005 年 4 月，EMRI 签署了一项邦级公私合作协议。邦政府为 EMRI 提供行政支持，允许"108"救护车将急救患者运送到最近的公立医院。双方达成协议，邦政府不再提供资金支持，但支持医疗、火警、匪警等独立急救系统融入 EMRI 的一体化急救系统。

2005 年 8 月 15 日购置了第一批救护车,8 月 15 日至 9 月 20 日期间在 4 个县部署了 30 辆救护车,配备了 230 名急救人员。邦长和首席部长均出席了项目启动仪式,媒体也做了大量报道。莫西说:"拉玛林加·拉朱想把启动仪式做大,他自己执掌位于海得拉巴的亿万美元市值的公司,与政界人士交好,因此颇受外界关注。媒体争相报道启动仪式。项目完全由企业独家赞助,因此颇受好评。"[7]

1 个月之后,急救服务范围进一步扩大,新增 40 辆救护车为其余的 10 余万人口的小城镇提供服务。到 2006 年 6 月 30 日,EMRI 已在 15 个城镇及周边农村地区部署了 70 辆救护车。初期预算为百万美元,包括建立指挥中心、设计、购买救护车、培训医疗辅助人员和员工工资。除了拉玛林加·拉朱个人捐赠的 50 万美元,剩下经费依靠银行贷款。

推出 EMRI 服务的 45 天内,呼叫中心收到了 100 多万次来电,其中 2/3 和意外伤害有关。这期间,EMRI 挽救了 375 人的生命。在项目试点运行近 1 年的时间里,呼叫中心平均每天会收到 2200 个电话。通过媒体的持续报道,提高了服务在社会上的可信度,也增加了政府的公信力。一家常常批评政府的媒体正面、积极地报道了 EMRI 急救服务,广播平台也播出了有关于 EMRI 服务的新闻,农民虽然没机会接触媒体,但通过简单宣传就认识了"108"热线号码。

凯沙夫·得西拉古(Keshav Desiraju)说:"从建立之日就注定这意味着巨大的成功。人们知道,只要打一个电话就会有救护车来现场。"[8]得西拉古是前印度政府卫生与家庭福利部一等秘书,2008 年EMRI 在多山的北阿坎德邦建立急救服务体系时,他曾任邦政府卫生秘书。他补充说:"EMRI 是一个专业机构,这点很重要,救护服务符

---

7. A.S.莫西于 2016 年 7 月 22 日接受本书作者采访。

8. 凯沙夫·得西拉古于 2016 年 9 月 11 日接受本书作者采访。

合预期要求,救护车会在规定时限内到达。"

很多人认为,EMRI 急救服务之所以获得好评是因为服务免费提供且试点期间的所有经费由企业资助。文卡特·尚阿法力(Venkat Changavalli)说:"如果 EMRI 是一家营利性机构,政府就不会选它。非营利机构的重点是提供高效的服务,而不是赚钱。一旦选择营利性质,机构服务的重点就变了。非营利性质的机构,不会把服务人群按收入分为三六九等,而是一视同仁。EMRI 将企业最佳实践与非营利机构特质和形象完美结合。"[9]

EMRI 服务体系的其他优势也逐步显现。私立医院通常因顾忌法律规定拒收急诊患者。"108"服务网络与匪警、火警网络整合后,EMRI 与医院建立了正式的合作机制,引导医院逐渐接收急诊病例。没有警方或消防部门的鉴定结果,医院往往不愿接纳伤者、承担相关法律责任。在 EMRI 急救服务过程中,警察和消防人员一般会陪同伤者共同前往医院。

政府在热线号码社区推广过程中发挥了关键作用。政界人士在公开演讲中会谈到"108"急救服务。地方当局为社区推广活动提供支持。尚阿法力说:"Y. S.·拉杰斯卡拉·雷迪(YS Rajsekhara Reddy)于 2008 年再次当选为首席部长时说,投给他的选票中有 3%~4%是支持他引进的"108"救护车服务。在政治集会上他会经常模仿救护车的声音。"此外,EMRI 是集运营、科研、急救管理培训为一体的非营利机构,提供专业化的急救服务,建立了清晰的目标、科学的战略和完善的绩效评估体系。

拉玛林加·拉朱希望开发一种可推广传播的体系和制度。莫西说:"拉朱先生将此机构设定为非营利性机构,他想把有关技术推向国际。在印度复杂环境中平稳运行的系统,必然可以用于世界其他国家。"[10]

---

9. 文卡特·尚阿法力于 2016 年 7 月 6 日接受本书作者采访。
10. A. S. 莫西于 2016 年 7 月 22 日接受本书作者采访。

EMRI 急救服务网络推出 2 年后便覆盖了整个安得拉邦,服务近 8500 万人口。2007 年 3 月,政府同意承担 50% 的运营成本。2008 年 3 月,政府经费占所有固定成本和运行成本的 95%,剩下的 5% 由 EMRI 提供,用来支付主要管理人员的工资。

不久之后,印度其他邦政府都认识到 EMRI 急救服务的价值。凯沙夫·得西拉古(Keshav Desiraju)说:"政府官员认为 EMRI 的服务可以调动政府的积极性,政府的公信力也因此而大幅提高。"[11]2007 年 6 月,古吉拉特邦引进了该项服务,该邦是继安得拉邦之后第 2 个引进该项服务的邦。在 EMRI 服务推出的 4 年里,共有 7 个邦推出了这项服务计划。

2008 年,印度政府根据《国家卫生发展规划》(National Health Mission)向各邦拨付预算,承担了 EMRI 急救服务 95% 的固定成本和运行成本。2009 年以来,邦政府开始支付运行成本。自 2012 年开始,邦政府负责全部的运行成本。固定成本则继续由中央政府承担。

尽管获得了财政全额资助,EMRI 仍保持其运营的独立自主性。EMRI 的独立自主性也是服务发展壮大的关键要素。政府重视急救服务的产出和效果,而非投入和过程。在公私合作模式下,EMRI 急救服务目前持续蓬勃发展。

"108"急救服务逐渐发展为覆盖全国的急救管理系统。在部分邦成功实施后,印度中央政府也认可了"108"急救服务系统,将其定为可推广的示范项目。其他的私立急救服务机构也被整合并入了"108"服务网络,负责管理"108"网络下 20 个邦当中的 5 个邦的业务。

EMRI 急救服务迅速发展的驱动因素有很多。杰拉帕先生总结说:"通过融合管理、研究、培训等内容,并协同匪警、火警、医疗急救服务,使国际最佳实践在印度完美实现了本土化。政策支持、领导力

---

11. 凯沙夫·得西拉古于 2016 年 9 月 11 日接受本书作者采访。

和技术是服务在全国发展和推广的主要驱动因素。"[12]

　　EMRI 在各邦启动时间见图 3-2。

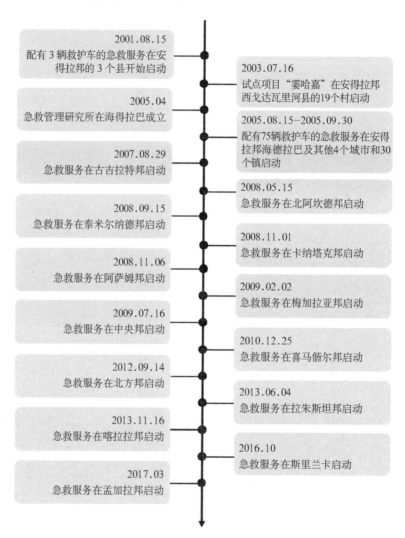

2001.08.15
配有 3 辆救护车的急救服务在安得拉邦的 3 个县开始启动

2003.07.16
试点项目"霎哈嘉"在安得拉邦西戈达瓦里河县的19个村启动

2005.04
急救管理研究所在海得拉巴成立

2005.08.15–2005.09.30
配有75辆救护车的急救服务在安得拉邦海德拉巴及其他4个城市和30个镇启动

2007.08.29
急救服务在古吉拉特邦启动

2008.05.15
急救服务在北阿坎德邦启动

2008.09.15
急救服务在泰米尔纳德邦启动

2008.11.01
急救服务在卡纳塔克邦启动

2008.11.06
急救服务在阿萨姆邦启动

2009.02.02
急救服务在梅加拉亚邦启动

2009.07.16
急救服务在中央邦启动

2010.12.25
急救服务在喜马偕尔邦启动

2012.09.14
急救服务在北方邦启动

2013.06.04
急救服务在拉朱斯坦邦启动

2013.11.16
急救服务在喀拉拉邦启动

2016.10
急救服务在斯里兰卡启动

2017.03
急救服务在孟加拉邦启动

图 3-2　EMRI 在各邦启动时间

12. 阿尼·杰拉帕(Anil Jampala)于 2016 年 7 月 29 日接受本书作者采访。

第 4 章　过程:关键节点

急救服务的定义是"协调提供从紧急情况发生到后期治疗的医疗救助服务网络,需要由接受过培训的专业人士在抢救患者、稳定病情、转运患者、在创伤或急诊方面提供高水平的诊疗服务。急救管理服务网络接入区域及地方通信系统,公民通过拨打急救热线号码获得有关诊疗服务。"[《莫斯比的医学辞典》(第 8 版)2009 年,爱思唯尔]

急救管理研究中心(EMRI)急救服务过程是怎样的? 有哪些基本职能? 如何充分利用技术改进和优化运行流程? 本章将分析 EMRI 处理紧急情况的全部过程,即从呼叫中心接到紧急呼救电话到拨通回访患者的电话的一系列活动。

一个运转顺畅的急救系统包括以下组成部分:①一个免费电话号码,公众可通过座机和移动电话拨打;②配备精良的救护车,可提供基础性院前诊疗服务;③可提供院前诊疗服务的专业医疗辅助人员;④由呼叫中心医师为医疗辅助人员提供在线医疗指导;⑤愿意并能够处理紧急情况的医院。在推出 EMRI 急救服务之前,大多数要素在印度是不具备的。EMRI 通过和政府合作建立了独一无二的技术体系和基础设施,以及易于应用和推广的模式。终端到终端的服务可分为 4 个主要板块,即获知、抵达、救助及 48 小时后随访服务(图 4-1)。

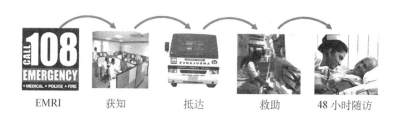

EMRI　　　获知　　　抵达　　　救助　　　48 小时随访

图 4-1　EMRI 服务的 4 个板块

获知指的是确认并回应急救情况。

抵达为采取行动到达急救事发地,将伤者运送到医院。

救助为在去往医院途中提供院前救治,与医院成功对接,患者反馈。

48 小时后随访服务作为反馈机制,了解患者入院 48 小时内状况和改善情况。

接下来将介绍印度海得拉巴运营初期的 EMRI 呼叫中心的工作流程(图 4-2)。

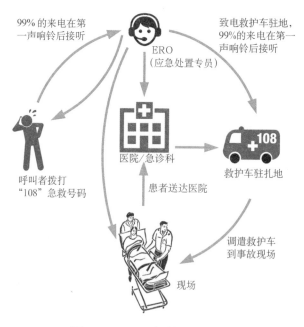

99% 的来电在第一声响铃后接听

ERO
(应急处置专员)

致电救护车驻地,99% 的来电在第一声响铃后接听

医院/急诊科

救护车驻扎地

呼叫者拨打"108"急救号码

患者送达医院

调遣救护车到事故现场

现场

图 4-2　EMRI 急救处理流程

　　整个过程从呼叫者拨打"108"热线开始,系统将电话转至急救接线处置专员。急救调度中心是一个庞大的指挥控制中心,共有 100 名急救接线专员,坐落于城郊地区。中心配有 100 多部电话,以确保呼叫者打电话进来时不会发生线路拥堵问题。急救接线专员在电话响过两声内的接听率为 98%。所有从中心呼进、呼出的电话都有存档记录,这些记录可用于日后检索,供质量审核和人员培训使用。质量审核团队按每位急救接线专员每月至少 5 个接听电话的标准进行质量审核。得分<80% 将停止提供服务,并接受再培训(图 4-3,图 4-4)。

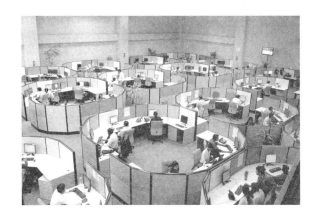

图 4-3　安得拉邦急救调度中心

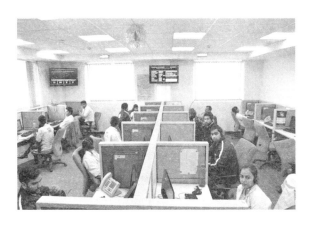

图 4-4　喜马偕尔邦急救调度中心

接听电话后,计算机电话集成软件在可用的情况下借助呼叫者线路识别技术生成唯一的事故标识。软件与电话结合的能力是 108 系统的独特之处。借助于计算机终端,可以将现场通讯、救护车队和医疗保健功能整合到一起,这也是"108"系统的一项重要功能。如果呼叫者曾经呼叫过,该软件可通过他的电话号码从电话号码簿数据库中自动检索到相关信息,如呼叫的位置、附近的医疗机构等信息,在急救接线专员面前的屏幕上显示,急救接线专员判断来电性质,是医疗急救、匪警还是火警,是恶作剧电话、错误呼叫还是询问政府项目的无关电话。呼叫中心每天收到的电话中有 10%～15% 是真正的急救电话,需要立即采取行动。政府除了让公众通过这种渠道了解108 热线外,还要不断发布公众警告,禁止拨打恶作剧电话。

急救接线专员在确定紧急救助情况后,会先询问来电者确切的位置,然后是紧急情况的性质,如果是火警或匪警,急救接线专员会通知相关部门。警方也会派人常驻在急救调度中心,以协助紧急情况的沟通并安排所需的服务。在发生火警时,急救调度中心作为一个节点,保障同时派出消防车辆和救护车。

在将事故地址录入计算机后,急救接线专员会查看屏幕上启用的全球定位系统应用程序,屏幕显示附近所有可用救护车的位置,精确到救护车位置的纬度和经度,每辆救护车依据其距离事故地点由近及远的顺序显示在屏幕上。

莫西说:地理信息系统和地理定位卫星系统识别事故位置。"全球定位系统在 2005 年仍是新兴技术,对"108"系统的成功至关重要,可用于最近救护车辆的寻找及派遣,这项技术现在已成为系统不可缺少的一部分。"[1]

急救接线专员将最近的救护车车牌号输入系统,会出现司机及

---

1. A. S. 莫西于 2016 年 7 月 22 日接受本书作者采访。

救护车上急救人员的联系电话。最近的救护车会出现在列表的顶端,在大多数情况下,急救接线专员会指派这辆救护车到事故现场。如果由于某种原因,最近的救护车无法出警,急救接线专员将指派排在第 2 位的救护车,如果第 2 辆也不可用,将依次派遣列表中的第 3 辆。如果前 3 辆救护车都无法出警,事故会被贴上"车辆繁忙"的标签,由另一个单独的服务台持续追踪,直到找到可用的救护车。在这种情况下,急救调度中心的医师会与来电者取得联系,并评估患者的状况还能支撑多久,如果需要尽快接受救治,医师会建议急救接线专员安排其他方式的交通工具。

EMRI 急救流程不断完善,服务质量持续提高,平均处理时间也一直在缩短。2011 年前,接线员先筛选来电,把符合的急救电话转给调度员,调度员再分配救护车。分析表明此过程平均处理时间长,调度员需要重新确认呼叫者的基本信息、急救情况的性质。这种重复确认过程会使每通电话的平均处理时间延长到 8 分钟。通过取消调度员,普通接线员变成了同时掌握多种技能的急救接线专员。

EMRI 主管克里希纳姆·拉朱(Krishnam Raju)认为取消调度员缩短了来电处理时间。"不再需要两块屏幕,一块屏幕就可以满足需求,这是分析带来的改变。来电处理时间从 8.5 分钟缩短到 2 分钟,压缩了 6 分钟。"[2]如果同一个人再次拨打电话,其既往记录就会显示在屏幕上,可缩短时间,加快来电处理效率。

安排救护车后,急救接线专员将呼叫者和紧急救助医护人员同时接入对话中。大多数司机都是本地人,通话可缩短救护车抵达事发地点的时间。可以调遣带有特别识别码的救护车。救护车到达事发地之前,急救接线专员作为远程助手与急救现场保持通话。急救接线专员会向报案人提供一些基本护理指导,包括外行人也可以开

---

2. 克里希纳姆·拉朱于 2016 年 9 月 23 日接受本书作者采访。

展的急救操作。必要时,指挥中心的专业急诊医师也会接入通话,通过电话或网络摄像头与救护车保持联系,以低成本提供远程医疗服务。

救护车到达后,会根据患者的伤情选择合适的担架将患者送到救护车上。脊椎受伤患者抬上救护车的过程中应使用铲式担架,避免造成二次伤害。去医院路上,急救医师和护理人员应提供患者所需的院前诊疗服务,如吸氧、伤口清理、注射静脉输液或使用除颤器等。入院后,救护车队返回基地,致电急救调度中心的结案团队告知其事件处理结果。结案团队负责记录急救事件全过程及细节。EM-RI 最后还会与患者或其家属通话,询问患者的健康状况及对 EMRI 和医院的服务质量的反馈,伤者电子记录会在更新后返回急救调度中心。

救护车调配系统软件可根据每天需求制订车辆使用计划,合理部署车辆,还可以自动跟踪车辆利用率及每个中心的车辆可用情况,包括维修访问和计划外故障的备用车辆。救护车还安装自动车辆和追踪的电子软件,实时监测车辆的运动。电子软件提供的数据用于获取位置坐标及其他相关信息,可帮助实时定位救护车的确切位置。该装置还可以追踪附近的救护车,这有助于派遣人员调配最近可用的救护车。

整个流程都会有时间记录。EMRI 建立了信息系统可抓取急救事件全程的时间信息,包括接到电话到救护车出动的时间、救护车抵达事故现场花费的时间、急救人员在现场用时、救护车转运患者到医院的时间、急救人员在医院停留时间等。所有记录的时间信息经研究分析将用于系统完善更新。通过调整和更新流程,以往在农村地区平均花费 2 小时的急救服务现已压缩到 1 小时以内。

急救管理本质是动态的过程。数据分析是一个持续的过程,是改善管理的基础。EMRI 为每一次急救服务创建了电子记录，急救电话呼入时启动监测过程，覆盖全周期管理，包括电话受理、救护车派遣、救助时间、遵守医疗协议、入院记录、从第一次接触到 48 小时后病人记录。EMRI 设定了指标的目标值，实时监测有关参数变化。所有病历记录在移交给医院 30 分钟后关闭。指挥和控制中心的质量和数据分析团队对数据进行分析，并及时反馈给 EMRI 团队成员。EMRI 培训人员将这些案例信息用于培训中的案例研究。绩效监测系统自动生成分析结果，为 EMRI 的管理团队和政府提供体系运行的实时信息。EMRI 高效运行的服务体系及救死扶伤的管理文化，共同造就了这种公开透明的急救管理制度。

十个要点

EMRI 第一任董事长汶卡·昌戈瓦利（Venkat Changavalli）在谈到流程这个关键的成功因素时说，在处理急救过程中有"十个关键节点"（moments of truth）。这些时刻用以回答以下问题：接到电话时应该在救护车里做什么？怎样和处于危难中的人沟通？这些要点包括从患者致电"108"热线的时刻到出院。所有这些时刻对于来电者来说一定是积极的体验。

第 1 个要点是呼叫者拨打"108"。通过在电话铃声响起两声内接通可获得积极体验。EMRI 呼叫中心配备 100 多部电话，呼叫者从来不会遇到忙线。

第 2 个要点是接线员的反应。他（她）应该热情地问候来电者。

第 3 个要点是接线员将电话转给调度员的方式和速度。

第 4 个要点是调度员在救护车达到之前为现场人员提供的基本救护服务。

第 5 个要点是急救人员在救护车赶往救助现场的途中与呼叫者

保持沟通,让他(她)知道救护车很快就到。

第 6 个要点是确保救护车在规定的时间内到达,城区内 15 分钟、农村 30 分钟内到达。

第 7 个要点是将伤者以合适、专业安全的方式从事故现场转移到救护车内。

第 8 个要点是在救护车上为伤者提供的护理治疗以及对伤者陪同人员的安抚,具体包括为伤者提供的氧气供应、伤口清洗、心脏除颤、静脉输液等院前诊疗服务。

第 9 个要点指的是伤者被转移至医院的方式,具体包括提供与伤者相关的全部记录和信息。

第 10 个要点是在伤者入院后 48 小时内通过电话询问其健康状况。

汶卡·昌格瓦利说:"需要谨慎地处理好这十点内容,确保患者及其家人获得最佳体验。"[3]

最先进的救护车

EMRI 的救护车由萨蒂扬计算机服务有限公司的工程服务部门自行设计。同样,设计方案也会不断改进,以适应急救服务新的需求。目前,EMRI 系统内有两类救护车,一种配备初级急救护理人员,另一种配备高级急救护理人员。

救护车分为两个车厢,驾驶员(也称司机)车厢、医疗急救人员车厢。小心处理伤者,移动或抬举伤者的方式很关键。救护车配备了 4 种设备,以确保患者处理方式得当。

自动升降担架在地面上易于自动折叠,其作用相当于担架和床,一人稍微用力即可将其抬起。

---

3. 汶卡·昌格瓦利于 2016 年 7 月 6 日接受作者采访。

轮椅担架供住在高层建筑遇到电梯故障的患者使用。

铲式担架用于有脊柱受伤人员的事故中。

在移动脊柱受伤的伤者使用铲式担架可减少颠簸和晃动。

每辆救护车都装有手动除颤器。高级救护车携带自动除颤器和转运呼吸机。自动除颤器将数据传送到呼叫中心，并监测生命体征，如心率、血压、脉搏和血氧饱和度等。救护车急救人员已接受培训，了解如何用心脏起搏器恢复患者心跳。

不同于其他国家的救护车，EMRI 的救护车为患者家属提供座位，配有空调，并做了改装以适应本地地形。在阿萨姆邦，缺少三级医疗中心，传染病和溺水情况严重，大多数事故为溺水事件。考虑到这些实际情况，EMRI 确保阿萨姆邦 50% 的救护车装有一台多参数监护仪、一台除颤器和一台呼吸机。

每辆救护车都有拆卸脱困工具包，在伤者被困在车内的事故中经常可以用到。

其他技术合作方

急救处置系统有多个关键软件是由其他技术机构提供的，包括危重患者救援、救护车管理和设备管理软件等，这些软件使呼叫中心的活动实现了自动化。EMRI 成立初期的技术合作伙伴是萨蒂扬计算机服务有限公司，2009 年马衡达技术收购萨蒂扬，取而代之成为 EMRI 的技术合作伙伴。

"108"是优先级别很高的热线号码。所有电信运营商将电话在预设的节点转接给国有电信运营商 BSNL（Bharat Sanchar Nigam Limited）。BSNL 把它带到最后 1 英里的地方，并把它交给 EMRI，整个过程是 100% 的计算机语音集成。电话交换台不断地对代理站进行轮询，以确定哪一位急救接线专员空余时间最长，并把电话转接过来。

EMRI 急救服务很多结构性特点也是其获得成功的重要影响因素。EMRI 作为一个统一的协调管理中心，建立了统一财务和人力资源管理制度，建立了标准化的运营模式，形成了"获知、抵达和救护"一体化急救服务体系，在公私合作框架下 EMRI 急救服务模式获得了邦政府的支持，快速推广复制。

地方部门因地制宜结合本地需要对业务内容进行调整，确保低成本、高效率提供有关服务。这种统一的模式也可以最大限度地避开行政体系固有的阻碍因素。

EMRI 急救服务功能的核心是标准化流程和协议。从急救接线专员接电话到司机驾驶救护车，每位成员都会按照一套明确的急救准则来执行任务。可对照近 250 个归档流程，对服务过程进行有效监管。

政府为 EMRI 的急救服务提供监管支持，不仅助力 EMRI 建立统一的运行机制，还帮助"108"系统私营提供商规避法律风险。政府在不干涉业务自主运营的前提下，对服务质量的改善发挥了关键性的作用。有了政府对急救服务管理和规划的参与，EMRI 和其他企业提供商也有意识地提高了急救公共资产的使用效率。

EMRI"108"拨号系统与警方及消防部门的协作配合情况见表 4-1、表 4-2。

表 4-1　EMRI 工作人员与合作伙伴概览

呼叫中心人员总数：2500 名

急救医疗人员总数：超过 20 000 名

司机总人数：超过 20 000 名

呼叫中心常驻医师总数：近 100 名

与 EMRI 签约为患者提供免费救治的医院数量：近 10 000 家

表 4-2　提供急诊服务各类医院数量占比

邦和印度政府所属:92%~93%
私立医院:约为 5%
信托医院、诊所:2%~3%
城乡急救事件比重
城市:约为 25%
农村:约为 75%

急诊患者经济状况:超过 80% 属于低收入群体。

城市地区平均响应时间:15 分钟。

农村地区平均响应时间:25 分钟。

GVK EMRI 参照"108"急救系统建立了动物急救服务体系。特伦甘纳邦政府与 GVK EMRI 合作推出了 100 移动兽医诊所服务。每辆急救车上配备一名兽医、一名助理兽医和一名司机。可通过拨打免费号码"1962"享受移动兽医诊所服务或由呼叫中心的兽医提供在线服务。

EMRI 组织架构

每辆救护车配一名专业急救医师和一名专业司机。每位急救管理主管负责监管 15~20 辆救护车的运营。所有急救管理主管都向区级项目经理汇报工作。在大一些的邦,地区经理负责管理所有项目经理,邦内服务体系运营管理则由首席运营官负责。

负责全国的高管包括 1 名主任、1 位负责北方邦的副总裁、1 位负责南方邦的副总裁及若干协调主管,即负责各项重要活动的业务部门主管,如运营专责主管、车队专责主管、财务专责主管、人力资源专责主管、供应链管理专责主管、急救医学培训中心和科研专责主管等。这些业务部门主管为副总裁和主任提供管理支持,他们还负责各领域业务的总体安排,各邦急救服务管理者必要时应寻求这些具体业务主管的专业意见。

第5章　联合警方和消防部门建立一体化急救服务体系

急救管理研究中心（EMRI）的典型特点是集合医疗急救、匪警、火警力量形成了一体化的急救服务模式。

这样的整合意味着什么，又是怎样达成的呢？之前的章节我们了解了急救调度中心的呼叫和调度流程，在这一章节，我们将讨论急救调度中心如何与匪警和火警部门联动处理相关的特殊急救事件。

EMRI数据显示，80％的急救与医疗相关，18％需要警方介入，其余2％需要消防部门介入。在印度需要警方介入的急救案例多为车祸引起的外伤。

印度存在各类不同的应急系统，包括匪警、救护车、火警、民防和灾害管理等。每个系统都有一个特殊的号码，如匪警为"100"，火警为"101"，救护车派遣为"108"或"102"。在EMRI模式建立前，急救措施实施需先经过冗长复杂的法律审核流程，会耽误救援行动的开展。

EMRI认为高效急救体系应在第一时间通知警方、消防部门及医院，因此形成了整合警方和消防部门应急体系的整体化急救模式。

EMRI急救服务进行了两个层面的整合。一是警察常驻急救中心。在部分邦，这种整合是通过融合警方的"100"热线中心与EMRI的"108"热线中心实现的。在开展EMRI急救服务的邦中，急救调度中心一般会常驻3～6名警员。如需警方到现场支援，只要拨通应急中心的"108"热线并提出有关需求，急救接线专员在调配救护车时即会通知驻地警察,警察负责联系距离急救现场或医院最近的警察局。如遇火警,急救接线专员将信息迅速转至最近的消防队,便于及时安排消防车辆。在安得拉邦、特伦甘纳邦、古吉拉特邦等邦,警方与EMRI 配合密切,"108"热线中心、"100"热线中心采取合署办公方式缩短响应时间。

安得拉邦的应急中心日均接听 6.2 万次电话,其中约 3000 次需要派遣救护车。截至目前,急救调度中心提供了 700 万次急救服务,挽救了近 25 万人的生命,并帮助约 7 万个新生儿出生[1]。

"100"热线应用程序实现了数字化,与邦地图定位系统服务器对接,来电者的位置、最近警察局和医院位置可实现精准的实时定位。派遣人员可借助数字地图追踪附近巡逻警车的位置及动向。数字地图提高了救援行动效率,使警员可以方便、快捷地查找附近的警察局。

"108"热线和"100"热线使用共同的平台、数据库、服务器、后台程序,用同一个应用程序获知事故地点。硬件和软件平台对接有助于服务的协调。EMRI 操作程序可追踪最近的救护车、医院、警察局和急救地点。"100"热线应急服务流程与"108"热线服务程序相似,邦内拨打"100"电话可通过国有电信服务网络转至拨号"100"中心,计算机识别主叫线路并进行语音记录,对有关通话进行集成传输。除了"108"热线,"100"热线还与其他应急和灾害管理机构进行了整合,支持灾害和大规模伤亡事故中的有效沟通及指挥控制。

"100"热线有两类指挥专员,一类是警务通信专员,处理 100 热线电话,区分有效电话和无效电话,负责记录基本信息后把有效电话转至警务派遣专员。警务派遣专员再次验证电话,与最近的警察局取得联系,分配案件。安得拉邦和特伦甘纳邦运行的"100"热线指挥中

---

1. http://www.emri.in/(截至 2017 年 11 月 2 日的统计数据)。

心共有 60 名工作人员,30 名警务通信专员,10 名警务派遣专员,实行三班轮岗制。共有 90 名警务通信专员、30 名警务派遣专员。

警务通信专员作为 EMRI 员工,一般具有研究生学历。警务派遣专员通常是邦政府警察部门的警员或主管警员,因为他们熟悉环境,了解一线情况。"100"应急中心的警务人员团队由警察局的副总督查负责领导。警务通信专员和警务派遣专员在入职前需要进行应急响应专员培训,还要参加软性技能和沟通的培训,并进行为期 1 周的 EMRI 应用程序培训。

如"108"热线电话需要警方介入,两个中心通过一个闭环通信程序进行沟通。"108"热线的应急专员收集必要的信息,在应用程序急救选项下选择"警察",与急救事件相关的所有信息就会直接显示在100 热线中心的屏幕上。

直接拨打"100"热线的电话由警务通信专员接听,这个岗位的职责类似"108"热线的应急处置专员,除了没有派遣救护车的功能。EMRI 和警方共同制定了 25 类警方紧急情况和次级紧急情况。警务通信专员根据报警的性质把需要警方出动的电话转给警务派遣专员。同样,需要派遣救护车的"100"热线电话会被转到"108"热线中心。警务派遣专员负责通知最近的警局或警务控制室。

待处理的案件按照优先级排序,所有火警和优先级别高的案件会先做处理。每个警察局都配备一名"100"热线联系人员,其联系方式在拨号"100"中心备案。每个警察局有一台电脑,可用独立的用户名查看应急应用程序。警员在应用程序里更新案件信息后,将有关信息提交警务控制室。

在"100"求助热线中心通过使用 EMRI 的技术实现现代化之前,"100"的呼入电话由附近警方的区级控制室接听,由于决定急救现场隶属于哪一个警察局的地理管辖范围需要一定的时间,这些呼入电话的受理并不及时。自从"100"求助热线使用的应用程序与全球定位系统服务器对接之后,这个系统自带整个邦的数字地图,可以准确地找到呼叫者的位置、最近的警察局和医院的位置。数字地图也可以帮助派遣专员追踪附近巡逻警车的位置和动向。数字地图提高了行动效率,警务派遣人员可以更容易确定合适的警察局位置。

"100"热线警务通信专员或"108"热线应急处置专员一旦接到火灾报警电话,都会通知最近的消防部门。如果警务通信专员或应急处置专员认为有必要派出警力或消防车辆随救护车一起出动,电话会转至警务派遣专员,根据事发地点通知辖区内的警察局,同时派出救护车。急救中心和警察及消防部门进行联动,应急处置专员将信息同步发给其他两个部门并进行进展的跟进。

各部门应急服务整合后,有了警方或消防部门的参与,医院不再拒收伤者,愿意为其提供诊治。警员在事发现场或伤者送进医院时即可对事件进行备案,并将现场急救报告转交给主治医师。

该系统缩短了应急处置时间,强化了医院和医师与警方及消防部门间的协作,确保患者获得最佳救治。

第6章 特殊救护车服务

孕产妇分娩和心脏病突发急救

急救管理研究中心(EMRI)针对孕产妇和心脏病突发患者设计了专门的救护车,配备相应的设备和急救服务。同时这种专用救护车也可用于其他患者。

据估计,印度每年有4.4万名妇女死于妊娠并发症,占全球产妇死亡总数的17%。印度每年儿童死亡人数超过100万人,占每年全球儿童死亡总数的24%。绝大多数妇幼死亡是因为没有及时送到医院或去医院途中没有获得及时救治。

EMRI开展的40%的急救服务与分娩有关。EMRI建立初期主要是为了处理事故及其他急救事件,但后期随着服务范围逐渐扩大,逐渐开始提供产科和新生儿急救服务。EMRI开发了针对母婴的专业急救服务,包括提供母婴转运服务、投放新生儿专用救护车及建立母婴健康追踪系统等。目前,这些救护车支持了约50万次分娩,帮助过2000多万名孕妇[1]。日均有250个新生儿降生在EMRI救护车上。

新生儿专用救护车

新生儿死亡率是衡量国家卫生体系发展水平的有效指标。2016年7月,一份登记系统抽样分析报告显示,印度仍然是世界上新生儿

---

1. EMRI记录,2017年9月。

死亡率最高的国家之一。印度政府认识到降低新生儿和婴儿死亡率的重要性,在定点医院建立了新生儿重症监护病房,患儿和早产儿一般会转到这些医院的新生儿重症监护室或特殊新生儿监护病房。在这个背景下,如何使用安全、专业的方式运送患儿是一个亟待解决的问题。由于医疗资源贫乏,医院间的距离远,患儿转运面临着较大挑战。

印度政府《2013—2015 年度特殊新生儿病房报告》显示,全国范围只有 50% 的门诊新生儿可获得直接转诊服务。大多数患儿需依靠传统方式转运,包括使用私家车或救护车。印度一项研究表明[1],新生儿转运对新生儿诊疗水平的提高发挥着重要作用,专业新生儿救护车需要配备所需药物、设备和专业人员。研究表明,由于缺少转诊说明、病情处理不足或缺乏专业医护人员,造成超过 40% 的新生儿死亡事件发生在转运 24 小时内。

为改善新生儿健康,需要为患儿提供专业转运服务。分析需求后,EMRI 建立了用于新生儿急救的专业救护车车队,提供从家庭到附近医院的新生儿安全转运服务。

目前,泰米尔纳德邦和果阿邦部署了 EMRI 的新生儿救护车,前者有 66 辆救护车,后者有 2 辆救护车,均分布在转诊服务不足的区域。在泰米尔纳德邦,大多数新生儿救护车都驻扎在三级医院。金奈市自 2011 年 6 月启用首批新生儿救护车以来,到 2018 年 1 月为止,已有近 8 万名婴儿接受了治疗。泰米尔纳德邦的项目有效改善了新生儿急诊转运服务,降低了婴儿死亡率和新生儿死亡率[3](图 6-1)。

一般情况下,一、二级医院的医师或辅助医务人员会打电话呼叫新生儿救护车,请求将急诊患儿转到救治水平高的三级医院。而个

2. Aggarwal, et al. Roy, Gupta & Sehgal, 2017;2015,全国新生儿论坛。

3. 印度 GVK EMRI 产妇与新生儿运输系统:解决巨大困难的宏伟计划,Kumutha J,等. 胚胎及新生儿医学论坛,20(5):326-334。

人往往会通过拨打应急指挥中心电话,呼叫普通救护车。EMRI 对服务进行改革,使人们可以直接通过拨打"108"热线呼叫新生儿专用救护车。应急处置专员整理分类来电信息,确定患儿病情,调遣新生儿救护车。如果是医师提出的转诊要求,转诊医师会填写转诊单,由救护车人员负责转交接收医院。

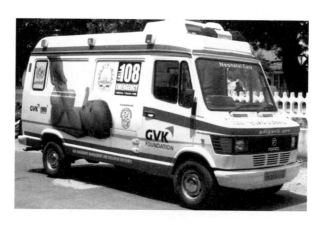

图 6-1 EMRI 新生儿救护车

新生儿急诊较为特殊,需要特殊诊治技能的医师和特殊的医疗设备,如保温箱、辐射台和婴儿复苏器等,两者对患儿安全运送都是必不可少的。标准的新生儿救护车都配有相关人员和设备,这一点有别于普通的基本救护车或高级救护车。新生儿救护车的另一个特点是车内环境应是无菌的,基本符合新生儿重症监护室的内环境要求。

在印度,新生儿死亡的 3 个主要原因是感染、早产和窒息。窒息是分娩后几小时内常见的新生儿疾病。EMRI 的新生儿救护车配备新生儿复苏设施、吸引器、装有便携式氧气瓶的特制担架及婴儿专用呼吸机。救护车还配备了辐射台和保温箱,为患儿提供无菌、温暖的环境。

　　其他专用设备包括多参数监护仪、配备新生儿专用探头的脉搏血氧仪及不间断电源,以保证保温箱正常工作且车内温度恒定。救护车不仅可监测患儿血糖水平,提供持续护理,还配有急救药物。

　　救护车还配备了 Embrace 保温袋,是一种适合资源缺乏地区的可包裹式婴儿保温袋,由斯坦福大学校办企业 Embrace 开发。保温袋由一种变温材料制成,可保证婴儿的体温 4 小时内维持在正常的 36～37℃。4 小时后,可用水对保温袋进行二次加热。

　　与"108"普通救护车标准配置类似,新生儿救护车还配有一张折叠床及床单,一个医用储存柜和一个中央氧气管线系统。

　　救护车配有经过新生儿急救培训的高级技术人员,可随时与指挥中心的新生儿急救医师进行通话。泰米尔纳德邦"医院服务项目"和泰米尔纳德邦金奈市的儿童健康研究所负责培训新生儿救护车的工作人员。培训后,有关人员可以处理各种新生儿急救事件,如窒息等呼吸困难、先天性异常、癫痫、黄疸和低体温等。

　　安全转运患儿对于改善新生儿存活率产生重要影响,证明了该服务的可推广性。新生儿救护车应作为独立的服务模块推出,在患儿较为集中地区布点,负责患儿向三级医院及医学院校附属医院的转运服务。邦政府逐渐看到新生儿专用救护车的价值。泰米尔纳德邦和果阿邦已经将新生儿专业救护车服务纳入急救服务体系中,其他的邦未来也会开展有关服务。

其他妇幼卫生相关服务

　　EMRI 提供的其他重要妇幼服务包括妇幼转运[作为印度政府国家项目"女幼保护计划(JSSK)"的一部分]和妇幼追踪中心。

　　在"JSSK"项目下,EMRI 与特伦甘纳邦、安得拉邦、阿萨姆邦、北阿坎德邦、古吉拉特邦、恰蒂斯加尔邦、果阿邦、喜马偕尔邦、北方邦和拉贾斯坦邦合作运营救护车,为妇幼患者提供转运服务。这些救护车在转诊途中可确保为妇幼患者提供综合性照护。项目支持往返接送以及医疗机构之间的转运。截至 2017 年 9 月,印度 10 个邦共有 4200 多辆在用救护车,每天应对超过 2.2 万桩急救事件。这些服务面向分娩后留院观察 48 小时的产妇和婴儿。在部分邦,仅提供单程运送服务,车辆将分娩后的产妇和新生儿送回家中。截至 2017 年 9 月,10 个邦的 JSSK 救护车总数超过 4000 辆,项目启动以来有超过 2500 万人受益,日均派遣车辆近 2.3 万次。

印度政府于 2011 年 6 月 1 日启动了 JSSK 项目。项目预期惠及 1200 多万在公立医院分娩的孕妇。目前这一项目覆盖印度所有的邦和中央直辖区,为孕产妇和新生儿提供多种费用减免,包括免费分娩、免费剖宫产、免费药品及医用消耗品、免费诊断、住院期间免费餐食及免费血液供应服务等;另外,还取消患者起付线,提供从家到医院的免费往返交通。免费项目最后一部分(交通)由 EMRI 及类似机构负责运营。

除新生儿救护车和妇幼转运服务之外,EMRI 还参与了一个妇幼健康追踪系统项目。EMRI 与新德里的印度中央政府合作运行一个配备 86 名接线员的呼叫中心(称为"妇幼追踪促进中心")。EMRI 在北阿坎德和梅加拉亚两个邦也建立了呼叫中心。新德里的呼叫中心负责查验印度各邦妇幼追踪系统保存的数据记录及社区卫生记录。这一项目验证孕产妇和新生儿档案(包括免疫和接种情况)的真实有效性并记录服务对象的反馈意见。截至 2016 年 12 月,北阿坎德邦呼叫中心一线妇幼卫生工作者共接听了 20 万个来电。

心脏医疗救护车

EMRI 近期也启动了心脏医疗救护车服务。果阿邦目前运营了

5 辆这样的救护车。

印度是世界上急性冠状动脉综合征患病人数最多的国家,患者平均年龄偏低(<57 岁),低于发达国家患者的平均年龄。印度急性心肌梗死患者人数不明,据估计每年在 300 万人以上。

心脏急救救护车是先进的院前急救系统的关键环节,配备有现代医疗设备,包括转运呼吸机、多通道检测仪、自动体外除颤器、注射泵与输液泵、容积输液泵、大容量氧气罐等。心脏救护车较常实施的救护程序包括高级气道管理、氧气疗法、呼吸机支持、抽吸术、穿刺减压、开放性气胸缝合、心脏除颤和同步心脏复律等。

救护车上配备一名执业医师与一名高级紧急医疗救护员,二者均在海得拉巴急救医学学习中心接受过专业心脏病紧急情况处置培训。培训课程包括区县医院医师培训、基础生命支持、高级生命支持和心脏病患者的高级生命支持。

第7章 健康管理研究中心

急救管理研究中心(EMRI)建立后,"108"服务的创始团队紧接着又实现了另一项卫生领域的突破性创新。2006年底,萨蒂扬基金会(Satyam Foundation)在印度安得拉邦(Andhra Pradesh)创办了健康管理研究中心(health management research institute,HMRI)。该中心最初设立目标是提供远程医疗服务,随着业务发展,开始在偏远地区提供移动医疗服务。目前,健康管理研究中心服务于印度11个邦,每天平均处理50 000~70 000个来电。

健康管理研究中心是非营利机构,旨在运用现代管理方法和信息技术为公立医疗机构提供支持,以改善医疗服务。健康管理研究中心、拉吉夫·阿罗雅思利健康保险计划(Rajiv Aarogyasri Health Insurance Scheme)和EMRI的"108"应急服务都是安得拉邦政府一项宏大卫生计划的一部分。该邦政府意在为邦内每一位居民提供基础医疗卫生服务。2009年之前,卫生管理研究中心是作为安得拉邦政府开展的公私合作项目。2011年起,中心所属权转交给安得拉邦政府。目前,皮拉马尔基金会(Piramal Foundation)负责健康管理研究中心在8个邦的业务运行,其余3个邦则由其他两家机构负责,包括急救管理研究中心(EMRI)和Ziqitza健康护理有限公司(Ziqitza Healthcare Limited)。

健康管理研究中心的核心信条是让民众都能够获取到医疗信息。这一核心信条转化为3个重要项目,它们分别是"104"卫生信息热线、定时上门医疗服务(又称移动医疗服务),以及远程医疗。

24 小时运行的"104"卫生信息服务热线无须付费,为呼叫者提供下列服务。

根据疾病轻重缓急提供临床诊治建议,按照病情将呼叫者分为"危急(critical)""严重(serious)"或"状态稳定(stable)"3 个组别,并提供针对性诊疗建议。

提供医务人员、诊断服务及医院相关指南。

提供艾滋病(HIV/AIDS)、自杀干预和心理困扰的咨询服务。

投诉登记——公民可对公立医疗机构或医务工作者进行投诉。

移动医疗服务由医师、药剂师、检验技师和护士团队组成的移动医疗小组承担,为那些居住在公立医疗机构 3000 米之外的居民提供免费的基本医疗卫生服务。

远程医疗通过远程医疗软件和视频会议技术使高素质城市医师为偏远地区人口提供专科诊疗服务。

设立卫生信息服务热线是为了协助存在看病难问题的患者,特别是偏远和内陆地区的患者。接受过训练的医疗辅助人员、健康咨询人员和医师运用基础软件,对呼叫者的病情进行分类。上述人员借助符合医学规律的软件和病情信息,提供标准化的优质诊疗服务。卫生信息服务热线向呼叫者提出建议,助其了解有关情况,还可提供转诊服务。这种做法反过来也鼓励患者自我管理轻症。该热线服务还为患者及时提供有关其他疾病的诊治建议。

皮拉马尔-斯瓦斯提亚公司(Piramal Swasthya)是 104 热线及辅助服务主运营商,负责 7 个邦的服务。这些服务热线联络中心聘用了近 400 名医疗辅助人员、88 名咨询员,以及 83 名医疗人员。

"104"热线的业务主要包括:提供健康及诊疗相关建议、投诉管理、咨询服务、公共项目信息、经认证的社会健康宣传员热线电话、青春期/生殖/性健康咨询、精神病治疗、新生儿死亡率数据采集、监督合法社会卫生活动的支付体系、食品安全服务、角膜捐献、血液供应、艾滋病热线及远程医疗。"104"热线所提供的服务在不同的邦存在差异。

来电接听遵循标准化流程：呼叫者首先拨打"104"，电话由一位卫生咨询专员接听；卫生咨询专员备注呼叫者的人口学信息和主要症状，在健康管理研究中心的软件里生成唯一的患者身份编码。如果患者再次来电，负责咨询的"104"工作人员用身份编号获取患者身份记录。在注册流程之后，可通过 5 种方式中的一种处理来电：若情况紧急，电话将转接至"108"应急服务；若患者针对非急症来电咨询心理健康问题，卫生咨询专员会使用一系列经医学认证的算法和疾病摘要，提供与治疗相关的建议，这将确保相似的症状得到相似的治疗；若卫生咨询员无法使用算法和疾病摘要对来电做出恰当回应，电话将被转接至医学专家；若患者来电咨询，卫生咨询员会将电话转接至心理健康顾问；若患者来电咨询指南信息，卫生咨询员会将电话转至医疗信息专家；若患者来电投诉某一公立医疗机构，卫生咨询专员会将电话转至负责服务改善部门。来电转接同时，患者的记录也会转到相关部门，并进行相应的更新。"104"热线对用户免费，患者使用服务仅需支付电话费，无其他花费。

在马哈拉施特拉邦（Maharashtra）的城市浦那（Pune），政府出资建立的"104"健康信息呼叫中心（"104" Health Advice Call Center）采取创新的服务提供模式。该呼叫中心向农村地区医务人员，包括经认证的社会医疗工作者、产科护士、社会工作者和社区中心医师等提供专科诊疗建议、临床指南、灾难管理、政府医疗卫生项目等信息，并提供面向公立医疗机构的转诊服务，旨在支持公共卫生服务人员向患者提供诊治方案和转诊建议，并帮助政府更好地应对公共卫生领域的挑战。呼叫中心工作人员主要为受过良好训练的辅助医务人员和专业医师,根据 700 多种诊疗建议和疾病摘要对来电做出回应,以实现医疗服务标准化。

皮拉马尔-斯瓦斯提亚公司负责在印度 7 个邦(分别是阿萨姆邦、卡纳塔克邦、拉贾斯坦邦、贾坎德邦、安得拉邦、西孟加拉邦和特伦甘纳邦)等提供移动医疗服务。这些服务将配备有信息科技工具、医疗设备、药品和医疗工作者的移动医疗小组部署到那些公共卫生系统无法触及的村落。移动医疗车在每个月固定日期到达各村,主要提供慢性病、妇幼疾病和轻症诊疗服务。移动服务包括筛查和转诊、患者教育、提供药品治疗、监护观察及随访服务。这一制度使移动服务创建偏远地区人口的电子化健康记录成为可能。

皮拉马尔-斯瓦斯提亚公司移动医疗队主要服务 3 个邦,即安得拉邦(277 个)、阿萨姆邦(100 多个)和拉贾斯坦邦(6 个),并由这些邦的政府提供经费支持。在其余各邦,皮拉马尔-斯瓦斯提亚公司与国有企业或私营企业合作,每邦运营一个移动医疗单位。该服务共雇用近 1200 名医疗辅助人员及 400 名医疗员,为 9 个邦约 900 万名患者提供移动医疗服务。2015 年 6 月发布的印度国家卫生规划(National Health Mission)的移动医疗政策指出,截至 2014 年 12 月,印度 368 个地区在运行的移动医疗队数量为 1301 个。

远程医疗是健康管理研究中心提供的另一项服务。远程医疗无须设立实体医疗机构,即能满足居民基本诊疗需求。皮拉马尔-斯瓦斯提亚公司目前在印度喜马偕尔邦、贾坎德邦、安得拉邦和特伦甘纳邦等 5 个邦建立了远程医疗服务体系。远程医疗将专科服务资源下沉到那些缺乏医务人员的地区,借助视频等信息技术,使偏远地区患者获得高水平医疗专家提供的诊治服务;为专家们提供当地患者数据,提高远程诊断效率。皮拉马尔-斯瓦斯提亚公司与邦政府和慈善组织合作提供远程医疗服务。44 个远程健康中心已为 1.5 万多名患者提供诊疗服务。

健康管理研究中心经历了怎样的建立过程？EMRI "108"救护服务启动 1 年后，即 2006 年 12 月，萨蒂扬基金会启动了 6 个月的试点项目，一个 10 名接线员的电话呼叫中心在海得拉巴成立，提供健康信息热线服务。轻症患者可通过热线获取诊疗建议，疑难重症患者也可致电寻求转诊服务。试点期的呼叫中心热线电话号码是"1056"，当时在海得拉巴每天约接到 200 个来电。试点项目经费由萨蒂扬基金会提供。

试点结束后，作为印度国家农村卫生规划（National Rural Health Mission）的一部分任务，安得拉邦政府正式与健康管理研究中心建立公私部门合作关系，于 2007 年 8 月建立了"104"卫生信息热线服务。受安得拉邦政府的委托，健康管理研究中心负责运行该邦"104"热线服务。呼叫中心从最初的 10 人增加到 40 人，每天可处理 6000 个来电；2008 年底，人数扩大到 400 人；2009 年，人数增加到 7000 人，建立了 475 个移动医疗队，服务安得拉邦 50 万名患者，成功干预了 375 起自杀事件。

安得拉邦政府认为"104"健康信息热线可以有效应对当地基层医疗卫生服务机构不足的问题，为轻症患者提供诊疗服务。《2010 年农村卫生统计公报》显示，安得拉邦的基本医疗卫生机构短缺率为 18%，社区卫生中心短缺率则为 65%。在 2007 年，"104"热线服务尚未启动，卫生服务中心的短缺情况更为严重。医疗卫生服务中心的短缺加重医师的负担，不仅影响疑难重症的诊治，也对轻症的治疗质量带来影响。相比新建医疗机构、招聘医务人员等传统的应对资源短缺的办法，"104"健康信息热线更具有成本效果。健康管理研究中心第一任首席执行官巴拉吉·乌特拉博士（Dr. Balaji Utla）说，"104"卫生信息热线曾承担过安得拉邦约 10% 的轻症诊疗服务。

　　健康管理研究中心建立近 7 年时间里,6000 多万人打电话进行健康咨询,100 多万名孕妇接受了移动医疗队提供的产前检查服务,100 多万人做了高血压、糖尿病等非传染性疾病筛查。移动医疗队每年服务人数超过 2000 万人。

　　2009 年,健康管理研究中心与安得拉邦政府合作启动了"104"热线服务的衍生服务,即"定时上门服务"。配备医疗设备小车每月固定一天前往医疗条件欠佳地区提供基本医疗卫生服务,并开展疾病筛查工作。服务最早在安得拉邦的 4 个县启动,配备了 100 辆救护车。后期服务范围拓大到 20 个县,救护车总数增至 475 辆。巴拉吉·乌特拉博士说:"印度所面临的严峻问题是,居民区与医疗机构的平均距离为 30~40 千米,同时一些社区卫生中心设备简陋,人手不足,因此健康管理研究中心从卫生信息热线衍生出了移动医疗服务。"[1]

　　采取移动医疗队上门服务模式,为那些看病难的患者提供诊疗服务,成为印度国家卫生规划的重要改革措施,并向各邦政府提供公共经费,支持公私部门合作运行有关项目。印度国家城镇卫生规划(National Urban Health Mission)颁布后,城镇贫困人口也可以获得移动医疗服务。

　　2009 年,健康管理研究中心拉曾两度遭遇挫折。与母公司萨蒂扬产生纠纷后,EMRI 由 GVK 接管,但健康管理研究中心却经历 1 年多时间无人接管的境况。健康管理研究中心当时服务涉及安得拉邦及另外 5 个邦。2010 年,安得拉邦政府与健康管理研究中心修订了合作谅解备忘录,将中心变更为注册社团,双方均为社团的成员机构。由于政府不能提供稳定的运行经费,中心的财务状况恶化,导致薪资发放延迟等运营问题,相关服务也因工作人员的频繁罢工而中

---

1. 摘自作者 2016 年 10 月 18 日对巴拉吉·乌特拉博士的访谈。

断。皮拉马尔基金会于 2010 年 8 月接管卫生管理研究中心,2011 年 9 月 30 日"104"健康信息热线交由安得拉邦政府负责。2016 年 4 月,皮拉马尔基金会再度获得热线服务的运行权。

与 EMRI 类似,健康管理研究中心的服务依赖良好的技术平台,帮助系统储存海量数据,便于开展深入分析,包括呼叫人的基本情况分析、不同地区疾病负担分析等。巴拉吉·乌特拉博士说:"根据来电可预测某种传染病的分布情况,还可结合地理信息预测疾病。举例来说,南部邦的来电数量增长相比北部邦快一些。"[2]

皮拉马尔-斯瓦斯提亚公司 CEO 维沙尔·潘瑟(Vishal Phanse)说,健康管理研究中心从各邦和各县收集了大量疾病负担数据。他说:"这是政府及其他机构都无法获取的信息源。我们努力改进平台技术和配套分析工具。出于隐私保护,多数是汇总分析,有关结果支持政府预测人群健康发展情况,针对有关情况进行政策调整。有些邦较为积极主动,经常使用分析结果。"[3]

健康管理研究中心凭借信息与传播技术,建立了一个规模庞大、联系密切的数字卫生网络。截至 2014 年,中心启动近 7 年之际,超过 6000 万人拨通服务热线,100 多万名孕产妇接受了移动医疗队的产前检查服务,100 多万人接受了高血压、糖尿病等非传染性疾病筛查。移动医疗队年服务量达 2000 多万人次。巴拉吉·乌特拉博士说:"尽管数据十分可观,但印度是人口大国,我们的服务必须做到可推广、可复制、低成本,这样才能产生影响力。"[3]

EMRI 与健康管理研究中心的创始团队认为,"104"健康信息热线的潜在影响力大于"108"应急服务热线。拉玛林加·拉朱(Rama-linga Raju)说:"我们认为"104"热线的未来前景更好。正是这样的信

2. 摘自作者 2016 年 10 月 18 日对巴拉吉·乌特拉博士的访谈。

4. 摘自作者 2016 年 10 月 28 日对巴拉吉·乌特拉的访谈。

4. 摘自作者 2016 年 12 月 24 日对维沙尔·潘瑟的访谈。

心使我们建立了'21 世纪流水作业模式'。'21 世纪流水作业模式'
对传统服务进行转化和改革。我们推出了 CallHealth 平台。"Call-
Health 是一项基于智能手机应用的服务,是医疗服务提供者的聚合
平台。CallHealth 包括远程医疗服务,患者在 CallHealth 代表陪同
下,通过视频方式向医师进行咨询。

维沙尔·潘瑟说:"从卫生行业发展角度看,"104"热线电话服务
衍生出的移动医疗服务,如果获得合理的使用,对于印度等国将具有
极大的应用前景。"

拉玛林加·拉朱的崛起与衰落

拉玛林加·拉朱的个人经历之所以重要,是因为他对急救管理
研究中心(EMRI)与健康管理研究中心(HMRI)的创建和发展起到
了决定性作用。两个机构的发展状况展示出"拉朱制度"的生命力。
以下是拉玛林加·拉朱的简介。

2009 年 1 月 7 日是震惊印度工业的一天。印度蓬勃发展的信息
技术产业的代表人物——拉玛林加·拉朱供认参与财务诈骗,涉案
金额高达 15 亿美元。他是印度第四大信息科技公司——萨蒂扬计算
机服务(Satyam Computer Services)的创始人和董事长,客户包括来
自 66 个国家和地区的 185 家《财富》世界 500 强企业。

案情公开几小时后,拉朱打电话给急救管理与研究中心时任首
席执行官汶卡·昌戈瓦利(Venkat Changavalli),请他挽救处于停运
边缘的 EMRI。在认罪并准备承担法律后果时,拉朱依在为 EMRI 的
发展而努力。

拉朱生于印度南部安得拉邦一个农民家庭,毕业于维杰亚瓦达
(Vijayawada)的洛约拉学院(Loyala College),之后赴美国俄亥俄大
学(Ohio University)攻读工商管理学硕士学位。其后几年里,他在哈

佛商学院(Harvard Business School)就读高级管理培训课程。

萨蒂扬公司经过 20 世纪 90 年代的稳步发展,在印度国内和海外积攒了大量客户资源。到拉朱涉案之时,公司雇员已超过 5.3 万人,建立了一个高效的董事会。

在同事眼中,拉玛林加·拉朱对工作要求严格,为团队设定较高发展目标,但多数时候,他是个说话温柔、随和谦逊的人。拉朱对社会发展事业充满热情。在父亲 2001 年 6 月离世后,拉朱创立了柏拉主基金会(Byrraju Foundation)以纪念其父亲。该基金会致力于促进农村地区改革。后来拉朱又创立了急救管理研究中心和急救管理与研究中心。萨蒂扬一位前员工说:"他(拉朱)对这些机构所从事的事业极为热衷,甚至投入 1/10 的个人时间,亲力亲为,确保这些机构得到妥善管理。"

萨蒂扬公司稳步发展,千禧之交迎来了关键发展机遇。萨蒂扬开发了应对著名的"千年虫"软件病毒的方案并获得较大盈利。"千年虫危机"后,公司发展势头减弱,后来拉朱开始伪造账目、夸大利润以吸引新客户。这一问题存在多年,但公司部分高管对此却一无所知,事态很快发展到难以控制的程度。所有制衡行为均以失败告终。拉朱在写给董事会的信件中如此描述这种状况"骑虎难下,不知如何脱身"。

账目造假行径暴露之后,政府考虑到投资者与员工利益,下令拍卖萨蒂扬公司。萨蒂扬被马衡达技术(Tech Mahindra)所收购,后更名为马衡达萨蒂扬(Mahindra Satyam),最终并入马衡达技术。

2015 年 4 月,拉玛林加·拉朱、他的兄弟拉玛·拉朱(Rama Raju)和萨蒂亚纳拉亚纳·拉朱(Satyanarayana Raju),以及另外 8 人被一个特别法庭判处 7 年监禁。截至本书撰写之时,他们已在狱中度过了 30 个月。2014 年 7 月,负责监管的印度证券交易委员会(Stock

Exchange Board of India)命令拉玛林加·拉朱及其同案犯未来 14 年间不得进入资本市场。3 年后的 2017 年 5 月,证券上诉法庭(Securities Appellate Tribunal)撤销了市场监管部门的禁令,并指示监管部门撤销其对拉朱家族处以的 2.8 亿美元罚金。上诉法庭做出上述指示时,正值由拉朱儿媳创办的新兴医疗卫生服务平台 CallHealth 开始募集资金。

拉玛林加·拉朱的生平和事业带有鲜明的社会进步与国家发展烙印。令所有人意外的是,他最后会成为印度企业白领犯罪的典型案例。

第8章 政府的角色与支持

倘若政府对急救管理研究中心（EMRI）项目不感兴趣或未曾参与其中，这件事不可能会取得成功。EMRI负责人克里希纳姆·拉朱（Krishnam Raju）表示，各邦政府在2017—2018年共计划投入了2.25亿美元支持EMRI项目开展。各邦政府不仅提供经费支持，还提供了政策支持，确保项目的服务模式融入现有的体系运行框架中。

强而有力的政策支持为EMRI急救服务的快速扩张铺平了道路。如前所述，已故的时任安得拉邦首席部长Y.S.拉贾塞哈拉·雷迪（YS Rajasekhara Reddy）曾是医师，他也是第一个认识到有必要建立系统的公共卫生急救服务体系的政治家。2005年，EMRI与行政区划改革前的安得拉邦政府之间的合作成为印度卫生领域首个成功的公私合作案例。

地方决策者通过正面宣传，使民众认识到救护车服务的重要作用。各邦立法部门也研究了应急服务需求与潜力。来自农村地区的决策者表示完全支持使用财政经费支持有关项目。

EMRI与政府的良好关系是促进该服务模式全面推广的重要因素。贾瓦拉·纳西姆哈·劳·瓦南（Jwala Narsimha Rao Vanam）于2006—2009年担任EMRI公私合作关系顾问，他表示政府如何支持是EMRI早期发展面临的一项挑战。瓦南说："必须投入大量时间与决策者进行讨论，包括当时的安得拉邦卫生与家庭福利长官C.B.S.汶卡塔拉玛纳（CBS Venkataramana）及安得拉邦首席秘书J.哈利纳拉亚纳(J Harinarayana),劝说他们加入董事会。"[1]

德里(Dehli)的印度中央政府电信部(Department of Telecom)的官员在"108"热线的建立过程中发挥了重要作用。电信部将"108"电话号码分配给 EMRI,并赋予热线服务较高的优先权。其他电信服务运营商接受"108"来电后均需转至国营电信服务运营商 BSNL(Bharat Sanchar Nigam Limited),由其转给 EMRI[2]。

阿尼尔·占帕拉(Anil Jampala)先生说:"政府官员为项目提供了多方面支持。一些政府部门认识到 EMRI 提供的高效应急管理服务模式是改革的方向。有几位官员发挥了极大的作用,让合作得以顺利进行。"中央政府和邦政府在各县举办了大规模社区推广项目,以各邦居民为宣传目标,开展大规模信息交流、宣传教育活动。

这种公私合作模式具体是如何运作的呢? 政府负责提供资金保障,而 EMRI 则负责服务运行。经过多年合作,EMRI 与邦政府的合作谅解备忘录不断完善,双方的分工与职责日益明晰,合作性质发生了显著变化。

2009 年之前,各邦政府是通过邀标形式(邀标意味着不公开招标)委托 EMRI 提供应急服务。在这种合作形式下,政府负责提供项目建立的基础设施经费及运行经费。目前仍有 6 个邦采取邀标方式委托项目。由于邀标合同的财务透明度问题饱受质疑,印度政府强制要求所有邦对急救项目委托进行公开招标,EMRI 通过与竞争机构参与竞标,争取各邦急救服务供应合同。

第 1 份邦政府的经费支付协议于 2006 年 9 月签订,此时距 EMRI 在安得拉邦启动试行项目不满 1 年。邦政府承诺支付 300 余辆救护车 50% 的硬件投入及运行费用。此时恰逢《印度国家农村卫生规

---

1. 摘自作者 2016 年 11 月 25 日与贾瓦拉·纳西姆哈·劳·瓦南的谈话。
2. 信息由前 EMRI 首席运营官兼技术总管希达尔塔·巴塔查里亚提供。

划》出台。汶卡·昌戈瓦利说:"此前,政府从未提及扩大救护车服务范围一事。安得拉邦卫生与家庭福利长官 C. B. S. 汶卡塔拉玛纳(CBS Venkataramana)提请中央政府关注 EMRI 在该邦提供的服务,并向中央政府证明这些服务有成效。这后来发展为一场全国性的运动。"

中央政府认识到各地均应开展急救服务项目,决定出资支持 EMRI 发展。中央政府鼓励各邦开展急救服务,按照《国家农村卫生规划》要求,对各邦急救服务项目提供 100％的预算经费。根据中央和邦政府的协议,中央政府将逐年减少急救服务的支出份额,由各邦逐步增加经费投入。前任印度政府卫生部执行秘书兼北阿坎德邦(Uttarakhand)政府卫生秘书克沙夫·德希拉朱(Keshav Desiraju)在 2008 年 6 月该邦启动 EMRI 服务时说:"邦政府决策受到了国家政府的影响,但真正影响 EMRI 服务可持续性的,却是《国家农村卫生规划》提出的中央政府对急救服务的财政支持改革。"

如今,"108"热线救护车服务的全部基础设施投入均由各邦公共预算支付,具体包括救护车与医疗设备的采购经费及呼叫中心的建设费用。政府对运行成本的投入逐年减少,第 1 年支付 60％,第 2 年支付 40％,第 3 年以后则为 20％。截至本书撰写之时,108 热线旗下共有 8000 多辆救护车,而"102"热线旗下运输工具的硬件投入和运行成本则按《国家农村卫生规划》要求由政府全额资助。救护车被用于运送"102"热线来电患者。规划要求所有救护车都应履行国家救护车服务准则[3]。

在采取邀标方式与 EMRI 合作的邦,邦政府承担所有硬件投入和运行经费。多数邦政府将采购程序交由 EMRI 执行。EMRI 以政府的名义发出订单,采购救护车辆并为其安装医疗设备,每辆提供基

---

3. 据国家卫生规划官方网站,信息获取于 2017 年 11 月 2 日。

础生命支持的救护车所获得的政府补贴为 1.07 万美元,每辆高级生命支持救护车平均为 1.7 万美元。根据急救调度中心规模和具体需求,政府支付(30~50)万美元,用于发展应急调度中心和招聘工作人员。

各邦 EMRI 运行开支是相同的,包括救护车的运行和维护成本,以及人力资源和药品支出。通常每辆救护车月均运行费用为 1500 美元,在不同地区略有差异。一些邦政府会提前 3 个月支付运行开支。

政府与 EMRI 之间的费用分摊比例为 95% 和 5%。在服务运行的最初几年,私营部门承担的这部分费用仅用于支付高级管理人员薪资。EMRI 目前的管理者仅支付管理团队成员的薪资。而实际上,EMRI 要为领导层、技术平台、各个流程、研发活动、培训部门、合作伙伴以及全球协作提供资金。EMRI 的技术合作伙伴马衡达技术则免费向 EMRI 提供技术解决方案。EMRI 现任负责人克里希纳姆·拉朱表示,机构每年需支出(120~140)万美元。

EMRI 与政府之间的合作关系是印度的一大创新。印度政府在此项目下为非政府雇员支付薪资,不受公务人员收入级别规定的限制。但政府不参与呼叫中心员工、急救医疗救护员或救护车驾驶员的招聘。

"按照今年的预算,我们总共将从各邦政府收到 2.25 亿美元资金。平均每个邦支出 1500 万美元。每个邦政府年财政预算在 15 亿美元以上,卫生事业预算占 6%~8%。"

然而,部分政府部门仍对合作关系抱有抵触情绪,质疑公共财政购买 EMRI 服务的政策依据。例如,2008 年 EMRI 服务在北阿坎德邦启用时,该邦财政部部长坚持要求邦政府拿出政策依据,合理解释对 EMRI 项目的财政补贴,但最终他由于缺乏质疑的依据而放弃坚持。尽管存在不同意见,多数邦政府部门一致认可与 EMRI 的服务合作，因此提案提交部长会议获得批准。

但拉贾斯坦邦等邦仍有疑虑。该邦 EMRI 服务于 2008 年 9 月启动，共有 164 辆救护车。合作协议于 2010 年 6 月废止。2010 年 7 月至 2013 年 5 月，拉贾斯坦邦通过公开招标委托另一家应急服务机构提供服务。EMRI 在 2013 年 6 月和 2016 年 7 月两次中标，直至今日依然在拉贾斯坦邦提供服务。

甚至是在 EMRI 的诞生地——行政区划改革前的安得拉邦，政府也曾对服务产生过质疑。卫生部及财政部前任首席秘书 P. V. 拉美什（PV Ramesh）说："关于"108"热线，我们经历过坎坷曲折，我们有过怀疑，我们也有过不信任对方能力的时候，我们也曾认为不够透明。"由于合作双方怀着相同的目标，疑虑终被克服。他补充说："我认为公私合作模式更多应由政府与社会主导。因为你也明白，如果是抱着盈利的动机，就无法提供公共服务。"在这一点上，EMRI 的非营利性质令其重获政府的信任[4]。

政府允许 EMRI 自行管理服务运行。在各邦开展服务时，EMRI 遵循一套系统计划程序。一般 EMRI 在合作谅解备忘录签订 4 个月后启动项目。服务首先会在城镇地区开展，然后逐步扩展至农村地区，最终在服务推出后 6 个月至 1 年的时间内覆盖全邦。克里希纳姆·拉朱说："我们向政府证明，EMRI 项目成本效益高，可提高应急服务质量。他们也给予了我们完全的自主权。这激励我们拿出更好的结果。"

2009 年萨蒂扬财务诈骗案件曝光后，EMRI 陷入发展困境长达数月，但最终政府认可了 EMRI 的服务优势，再次启动有关项目。由于合作双方目标一致，疑虑终被克服。EMRI 的非营利性质令其重获政府信任。

EMRI 根据数据分析反映的需求情况，自主决定救护车辆部署计

4. 摘自作者 2016 年 9 月 24 日对 P. V. 拉美什博士的访谈。

划。但在地形复杂的邦,服务起始规划阶段会咨询政府意见,并做出调整以适应本地情况。在阿萨姆邦,医疗机构距离远,且三级医院匮乏。为应对上述问题,EMRI 设计出医疗设施间患者转运服务,还启动了急救船服务(图 8-1)。

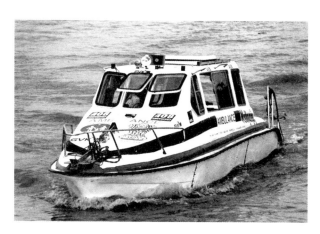

图 8-1　急救船

各邦政府与 EMRI 建立了监测机制,邦政府在此机制下召开县级评委会。委员会负责评估服务绩效。委员会成员一般包括首席秘书和卫生部执行秘书等邦政府高级官员。每个邦 EMRI 会指定一位公私合作专员(Public-Private Partnership officer)负责协调评估平台。政府也会派内部审计员针对应急处置中心开展审计。

政府与 EMRI 合作还可共享专业知识。EMRI 帮助政府举办的卫生机构(比如社区卫生中心和初级医疗卫生服务机构)设计急诊室。在 EMRI 的协助下,机构的重伤病房被改建为急诊室。随着公立医院急诊患者人数的增加,医疗与医疗辅助人员缺勤现象严重。通过 EMRI 电脑系统记录公立医院医师的缺勤离岗情况,可有效提高人员出勤率。

然而,EMRI 与政府的合作关系也存在一定的不确定性。2009

年萨蒂扬财务诈骗案情曝光后,EMRI 陷入困境达数月。有些邦政府没有给予 EMRI 应有的资金支持。尽管有经费困难,EMRI 的救护车服务仍在正常运行。克沙夫·德希拉朱说:"EMRI 挺过了艰难时刻,因为印度政府全力支持各邦,让 EMRI 体系在暴风中幸存下来。我记得曾和一位负责《国家农村卫生规划》的高级官员交谈,他告诉我说,印度政府并没有撤出 EMRI 项目的打算。政府不会违背最初的承诺,会继续支持该项目,因为项目具有较大的政治意义,任何政府都不会放手这个项目。"

在古吉拉特邦和北阿坎德邦等反对党执政邦,政府认为 EMRI 服务具有必要性,并批准了项目的开展,反映出政府了解项目的潜在收益。

EMRI 建立后,拉玛林加·拉朱(Ramalinga Raju)提出公私合作模式是 EMRI 服务的成功要素。他说:"毫无疑问,EMRI 的成功不仅归功于众多专业人才,还因为获得了政府各部门的支持。必须感谢政府,如果不是他们认识到 EMRI 的重要性并给予诸多支持和帮助,EMRI 是不可能成功的。"

第9章 运行机制与体系研究

急救管理研究中心（EMRI）是企业和医学专业人士创建和运行的，管理层包括信息技术、运行管理和急诊医学领域的专家。雄厚的技术支撑使大数据分析成为可能，为优化操作流程、改善服务效果提供依据，EMRI结合社会环境，优化工作流程，使用实践证据指导实践。该机构主要从事以下3个方面的研究：运行机制研究、体系研究和医学研究（图9-1）。EMRI是世界上首个切入上述3个领域研究的急救服务运营机构。本章将探讨EMRI在"运行机制"和"体系"这两个领域的研究。

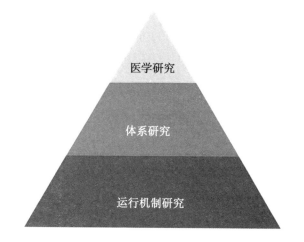

图 9-1 EMRI 所从事的研究领域

EMRI建立后一直关注急救领域工作，并开展相关领域研究。拉玛纳·劳博士是推动EMRI研究业务的关键人物，他说："作为EMRI

工作人员,我们不断运用数据来支持实际工作。因为如果这样,服务质量就难以提升。改进工作迫切需要获得翔实可靠的数据。"[1]

　　EMRI 机构投入了大量资源分析自身的运行数据。EMRI 旗下共有 1.1 万辆救护车,每辆车年均出车 2000 次。急救调度中心记录了救护车所有运行情况,生成时间日志。在每个邦的急救调度中心,每天都会采集到大量数据。借助计算机辅助操作,EMRI 从 5 万名患者的医疗记录中采集人口和医疗数据,信息技术的运用简化了数据的采集、核对与分析过程。汶卡·昌戈瓦利(Venkat Changavalli)说:"我们知道,分析这些数据便于我们做好准备,应对未来出现的紧急情况。因此,研究与分析一直是 EMRI 业务的重要组成部分。"

　　通过分析和解读数据,EMRI 可对技术发展、教育培训需求、服务提供质量效率等进行预测。

　　基于 3 个领域的研究产出,EMRI 设定了机构内部研究重点。从运行机制研究领域到医学研究领域,遵循着正金字塔式的排列顺序,越靠近金字塔顶端,研究越复杂、资源投入越大。由于 EMRI 业务内容围绕工作流程展开,因此多数研究与运行机制相关。

　　EMRI 的运行机制研究是什么?EMRI 进行运行机制研究,旨在通过改善工作流程优化资源的利用。研究不但有助于资源优化利用,也提升 EMRI 的应急处置能力。人们经常提出的问题是:"如何以近可能高效、省钱的方式到达患者居所?"时间是影响急救的关键因素,可通过运行机制研究优化流程、改善效率。

　　每个急救事件结束后自动生成数据记录,包括很多细节信息,如呼叫者所在地、紧急事件的性质、在"响应、抵达与救护"原则下所有活动记录、救护车前往医院的路线及路况。基于数据,EMRI 获得有价值的分析结果,判断事故多发区域、急救高峰期与非高峰期等。

---

1. 摘自作者 2016 年 10 月 9 日与 G. V. 拉玛纳·劳博士的访谈。

运行几年后，EMRI 高级主管意识到有必要记录从每一位专员接听来电到救护车从所在地实际派出的具体时间，这被称作"从电话拨通到车轮转动（Call to Wheel）"的时间。目前，"从电话拨通到车轮转动"的平均时间为 120～180 秒。EMRI 力图将这一时间缩短至 120 秒之内。急救管理技术人员必须记录急救过程中每个活动的开始时间，即从救护车派出到收队之间的各个时间节点，包括救护车抵达起始地医院的时间、紧急医疗救护员现场用时、救护车抵达医院的时间及与医院交接患者的时间。EMRI 负责人克里希纳姆·拉朱（Krishnam Raju）说："在更早些时候，整个流程从开始到结束耗时达 2 小时。我们做到了将时间缩短一半。"

大数据技术使数据收集和分析更加便捷。系统生成并储存了大量结构化与非结构化的数据。长期储存海量数据会产生巨大花费。最近，马衡达技术公司开始利用云端系统将数据储存的运行成本降至最低。

另一个运行机制研究是关于急救热点（emergency hotspot）的设定。早先，EMRI 曾让救护车在基地原地待命。但时间日志数据分析显示，来电数量在不同时段有波动。这一信息帮助 EMRI 找出了急救高峰期与非高峰期。急救调度中心会在高峰时段相应地增加急救调度专员数量。

同样，在每 3 个月收集一次的信息基础上进行的数据分析也有助于确认急救来电更为频繁的地点。因为知道了一天当中不同时段交通拥堵的流动方向，在设定急救热点时，这些数据被纳入考虑范围。救护车会被部署在这些急救热点附近，以便选取最佳路线通过车流，更快地抵达目的地。这种所谓救护车动态部署（dynamic positioning of ambulances）方式使 EMRI 成功缩减了 25%～40% 的响应时间。这不仅为"急救黄金 1 小时"赢得了时间，也缩短了交通时间，从而节省了费用。在实施救护车动态部署之前,每辆救护车一天最多出车 2 次。响应时间缩减后,每辆救护车每天最多可处理 4 起急救事件。救护车的应急能力得到进一步提升。

EMRI 针对运行机制效果评估的调研发现,改进服务方案后,2011—2016 年 5 年运行支出减少 30%。克里希纳姆·拉朱说:"2011 年,EMRI 每辆救护车的运营和维护月均支出为 2000 美元。5 年中虽然薪资开支每年保持 8%~10% 的增长率,加上通货膨胀等因素,增加了许多其他费用,但救护车月均支出仍稳定在 2000 美元。"

另一组被用于衡量救护车成本效率的数据是每升汽油行驶千米数。研究显示,在胎压正常情况下,运行时间久的救护车具有更高的燃油效率。地形是影响燃油效率的主要因素。举例来说,在多山的北阿坎德邦,行驶千米数与每升汽油之比例就比地势较平缓的安得拉邦要来得低。

EMRI 一直探究的问题是"如何尽最大可能,以更加迅速、更加低成本的方式到达患者所在之处?"紧急救助过程中时间因素至关重要,通过运行机制研究可对改进整体工作流程发挥关键作用。

开展体系研究旨在优化急救服务操作,改进工作流程,加强教育与培训。一项体系研究的重点是如何参照全球标准确定救护车的人员配置。尽管有成本因素限制,EMRI 还是希望向国际标准看齐。拉玛纳·劳(GV Ramana Rao)博士说:"我们每辆救护车只有一名急救医疗救护员和一名驾驶员,而在发达国家,每辆救护车中都配备有一个医护辅助工作人员团队。想证明在我们的救护车上,一名急救医疗救护员再加上一名受过一定程度培训的驾驶员,对于院前急救(prehospital care)是足够的人力,不仅可以产生成本效益,还可扩大全国服务覆盖率。若不进行这类研究,就无法改善运行体系。我们因而将这类研究称作体系研究。"

体系研究还包括对急救事件地理分布情况分析。基于分析结果，EMRI 可在相关区域部署基本救护车和高级救护车。这种热点分析也能体现出某一区域对高级救护车的需求是否大于基本救护车，反之亦然。EMRI 基于同一地区在去年全年、节日期间和大型活动中的数据，在高峰时段与非高峰时段进行热点分析，并据此重新部署救护车，缩减响应时间。

以下是一些通过体系研究优化运行的案例：①分析零来电村落，以帮助提升救护车利用率。②分析活动相关成本，以减少开支浪费，实现项目成本收益最大化。③监测每位工作人员的绩效情况，以提升生产力，并具备更充分的准备。

在 EMRI 接手的急救案例中，超过 30％与妊娠有关。对妊娠相关急救案例进行地理分布分析，可帮助 EMRI 在这类急救病例高发的地区加派女性急救医疗救护员。农村地区的农耕社区服用农药自杀事件高发，这些地方的救护车会储备更多解毒药剂。在喜马偕尔邦，由于毒蛇咬伤事故高发，救护车也相应配备了多价抗蛇毒血清（polyvalent anti-venom）。

2007 年 EMRI 通过研究，优化资产部署的案例如下。

研究观点：自杀案例有 75％因中毒引起。

EMRI 响应措施

对紧急医疗救护员（EMT）开展中毒急救培训；

救护车配备专门药物；

救护车配备抽吸装置或洗胃装置。

研究观点：EMRI 响应的紧急情况中，40％为道路交通事故。

EMRI 响应措施

与高速公路附近的医院建立合作；

救护车配备相应处置工具；

救护车配备固定夹板、静脉滴注器(IV)及氧气设备；

研究观点：60％的事故发生于夜里 11 时至凌晨 4 时之间。

EMRI 响应措施

在"高峰"时段，选择高速公路附近的关键区域部署救护车；

在高峰时段重新部署呼叫中心工作人员。

研究观点：15％的来电与分娩有关。

EMRI 响应措施

救护车配备女性急救医疗救护员(EMT)；

农村地区运行的救护车配备胎心监护设备。

EMRI 运营初期，80％的急救事件中患者(包括轻症患者)都会被送至区医院，通常是大型三级医院(tertiary-level hospital)。为改变这一状况，EMRI 根据病种和相应的医疗机构，将急救案例分为 26、27 类。当急救接线专员接到来电，将急救情况录入电脑时，屏幕上就会自动以列表形式显示出附近合适的医院。这些都是在研究基础上进行的流程改变。

EMRI 建立了严谨的监测及客户反馈机制。EMRI 有两类业务部门：一是运行支持部(operations support desk)，负责处理一般的运行问题；二是运行优化部(operations excellence desk)，旨在分析并产生优化实践的证据。EMRI 服务体系拥有强大的技术支撑，可以实时开展监测。例如，当急救调度中心屏幕上闪现出来电信息时，工作人员会立即采取措施处理被提示的急救病例。对于多方死伤事件，也有适当机制采取不同的方式调动资源。这有助于 EMRI 评估其闭环沟通及分配体系的效率。

　　EMRI 围绕各区域救护车、高级急救管理人员等设置若干应急处置体系绩效指标。绩效考核兼顾地区性指标,进行持续监测,一旦出现问题可及时纠偏。例如,事后 48 小时随访记录有助于分析确认救护员的处置问题,部门负责人基于分析结果,判断涉事救护员是否需要重新培训。

　　邦政府也会提出明确的要求,如 95% 的救护车可随时出车。EMRI 定期与邦级和区级官员互动沟通,根据反馈调整绩效指标。

　　EMRI 采取高效的管理措施,运用技术进行指标量化分析,并推广应用分析结果。所有运行流程均有微观和宏观数据纪录。管理和技术优势助力 EMRI 模式顺利在各邦推广。

第 10 章 医学教育与临床研究

急救医学培训中心（emergency medicine learning center）是急救管理研究中心（EMRI）运行机制的重要组成部分。该中心成立于2007年，是印度第一所急救医学正规培训机构。急救医学培训中心规范培养了很多急救员和医务辅助人员，这是 EMRI 急救服务成功的关键因素。EMRI 是当今世界上唯一拥有附属培训和研究部门的急救服务机构。EMRI 建立了印度急救医学领域首个高级医学辅助和急救医学研究硕士研究生项目（图 10-1，图 10-2）。

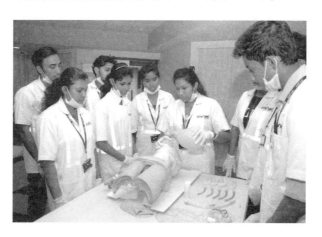

图 10-1 培训 1

急救医学培训中心作为高级教育机构，拥有一支急救医学专家及临床教育工作者团队。中心与全球急救医疗领域的机构建立了合作，包括斯坦福医学院（Stanford School of Medicine）、美国家庭医师学会（American Academy of Family Physicians）、美国心脏协会（A-

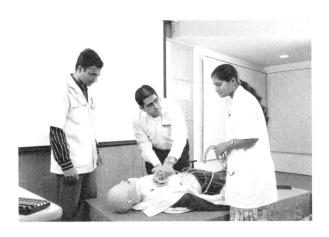

图 10-2　培训 2

merican Heart Association)和美国急救医师学会(American College of Emergency Physicians)。它经美国心脏协会鉴定,是高级心脏生命支持(Advanced Cardiac Life Support)和基础生命支持(Basic Life Support)两门课程的指定国际培训中心(International Training Center)。中心开设了国际认可的基础及高级生命支持培训项目,并获得美国家庭医师学会的国际创伤生命支持(International Trauma Life Support)认证。近期,中心开设的高级辅助医学研究生项目获得了海得拉巴奥斯曼尼亚大学(Osmania University)的认证。

　　培训中心培养了 7.2 万名基础紧急医疗救护员,500 多名高级医疗辅助人员。EMRI 目前聘用了 1.8 万名基础紧急医疗救护员和近 150 名高级医疗辅助人员,20％受训后的医疗辅助人员在中东国家工作,其余则在印度多所医院的创伤与急救医疗部门任职。根据 EMRI 的记录,截至 2017 年 10 月,急救医学培训中心已经培养了近 35 万名医疗专业人才,供职于各级医疗部门。

　　辅助医学或急救医学是医学教育的分支,教学内容围绕院前救治服务。急救医学在全球范围内都是年轻的专业,仅有约 50 年历史。

2005 年,辅助医学学科在印度发展尚不成熟。公立医学院校课程设置不包括急救医学课程。由于缺少医务辅助人员培训标准,一些非专业人员甚至会参与医疗救治活动。EMRI 领导层迅速意识到,必须适时扩大辅助医学教育的范围与规模。

急救医学培训中心负责人 G. V. 拉玛纳·劳(GV Ramana Rao)博士说,EMRI 认为迫切需要培养受过专业训练的医务辅助人员,这是改进医疗卫生和医疗应急服务的必经之路。他说:"由于医疗卫生是印度各邦的内部事务,邦与邦的医疗卫生政策不尽相同。为确保在各邦顺利并按标准扩大服务规模,必须在机构内建设人才队伍,在这个背景下新建了一支紧急医疗救护员队伍。"

规模最大的急救医学培训中心位于 EMRI 海得拉巴园区内,两年制研究生项目也在此授课。另外 9 个邦(分别为卡纳塔克邦、泰米尔纳德邦、古吉拉特邦、阿萨姆邦、梅加拉亚邦、恰蒂斯加尔邦、喜马偕尔邦、果阿邦和北阿坎德邦)也都设有 EMRI 急救医学培训中心。除恰蒂斯加尔邦和喜马偕尔邦外,其余各邦均开设了基础急救医疗救护员的基本训练课程。所有的中心都能开展急救医疗救护员和司机培训。

EMRI 早期研究的重点是通过数据和环境对急救事件的形式与趋势进行预测。研究大多关注体系和运行机制。随着培训部门的发展,斯坦福医学院等全球医疗与学术机构参与研究,急救医学临床研究成为 EMRI 的重点任务。EMRI 通过电话回访对 10 000 辆救护车服务过的患者数据进行采集,基于数据结果,设计新型急救医疗方案,提高体系运行效率。EMRI 还开展医学技术及救护车车载新型医学设备研究。

拉玛林加·拉朱(Ramalinga Raju)告诉创始团队,关于培训与研究,他有更远大的设想:"我的想法是,创建一所从事急救相关研究的世界级研究机构,这是我们同斯坦福医学院最初合作时的想法。我们尤其重视研究,这也是为什么将机构命名为急救管理研究中心。研究是我们最关注的领域之一。"

在启动试行项目前,EMRI 需要 4 个月的时间来指定合适人选,对其进行紧急医疗救护员和司机培训。EMRI 的代表在城市、半城市和农村地区的地方院校招募候选人,招募并培训医院的医务辅助人员,使其成为救护车工作人员。他们发现,医院的医务辅助人员往往不具备急救相关专业技能。G. V. 拉玛纳·劳博士说:"这些医生和护士已经习惯了医院这样内部分工明确的工作环境,而急救人才必须能独立工作,充分运用技术,擅长同时处理多个任务,并乐于帮助有困难的人。在招聘紧急医疗救护员时,我们希望应聘者拥有上述品质。"

2007 年与斯坦福正式合作前,EMRI 咨询了一批专家,如普拉萨德·拉詹博士(Dr. Prasad Rajan)、施利拉姆博士(Dr. Shriram)和 A. P. 兰迦·劳博士(Dr. AP Ranga Rao),以及安得拉邦卫生部的高级官员,这位官员曾在英国接受过急救医学训练。EMRI 还咨询麻醉专家,请他们为急救医疗救护员提供基础训练。

2006 年,EMRI 制定了第 1 个基础急救医疗救护员培训项目。为期 6 周的课程包括救护车中和医院内两方面的医疗培训。EMRI 得到斯坦福大学附属医学中心(Stanford University Medical Center)急救医学教授 S. V. 马哈德文博士(Dr. SV Mahadevan)的支持。马哈德文博士多年以来一直是 EMRI 与斯坦福医学院之间合作的桥梁。EMRI 也会请公立医院的医师对基础紧急医疗培训学员进行业务评估。

来自城市、城乡接合部、农村地区的理科毕业生是紧急医疗救护员人选的主要来源。G. V. 拉玛纳·劳博士说:"这些男、女青年人生中一度想成为医生,但最后没能如愿。我们不仅会对应聘者学历进行筛选,也会评估其对有困难的人的态度。我们进行了详细的面试,以评估他们的性格以及身体健康状况、心理状态等方面。"

培训课程包括基础生命支持活动的训练,如呼吸方法(breathing)、重要指标监测(monitoring of vitals)和吸氧(oxygen delivery)。受训人员使用假人进行急救模拟训练或被送往各医院急诊室实习临床护理。中心还开展软性技能训练,如与患者沟通、安抚人群及在压力下学会控制局面。课程结束后,利用系统客观的临床评价程序评估学员学习效果,使用国际认可的评估方法(如美国心脏协会、美国急救医师学会和美国家庭医师学会等评估系统)对每名学员的技能进行评估。

第 1 年运行情况数据显示,28％的急救事件需要使用救护车高级生命支持治疗。G. V. 拉玛纳·劳博士说:"我们内部也探索出了基础急救医疗救护员的有效培养方法,但我们很快便意识到,超过 1/4 的急救患者需要高级急救医疗救护员。由于我们没有培训高级紧急医疗救护员的能力,所以必须与具备相关医学专业技能的个人与机构合作。"

2007 年,EMRI 正式同斯坦福医学院合作建立辅助医学教育,促成了印度第一所高级辅助医学研究生项目——急救服务研究生项目(Post Graduate Program in Emergency Care)。该项目最近转移到海得拉巴奥斯马尼亚大学,更名为"高级急救服务研究生学历培养项目"(Advanced Post Graduate Diploma in Emergency Care)。这是印度国内高级辅助医学领域首个完整的两年制学术课程项目。

EMRI 通过与斯坦福合作,系统、科学地进行课程设计,反过来印度教学需求也充实了斯坦福的教学方法。例如,毒蛇咬伤、妊娠相关急救多发、服用农药自杀等紧急情况在美国并不多见。EMRI 和斯坦福医学院开展了为期 1 周的研讨会,研究 EMRI 过去一年的运行数据。双方经过 100 多个小时的研讨，共同设计了高级辅助医学的课程。

　　培训内容还包括急救管理课程，2007 级的第一届学生跟随指导老师学习如何训练其他学生。高级临床教员（advanced clinical educator）与首批学员一起上课。斯坦福大学的 S. V. 马哈德文博士表示，这是为了确保指导老师充分了解斯坦福团队对教学内容的设计初衷。马哈德文博士说："希望学生们也能学习到教学方法与行为举止。我们引入了多种教学元素，比如使用与计算机连接的假人，通过合成不同心率，模拟心脏病发作，营造出高度仿真的情境。我们还根据指导老师和学员的要求，创新教学模式。"[1]

　　课程标准和设置为受训学员提供急救所需技能。学员在救护车上及公私立医院的急诊病室中学习急救处置。毕业学员的就业机会多，涉及的职位包括高级生命支持救护车中的高级紧急医疗救护员、医院急诊室技术人员及其他应急管理服务机构中负责辅助医学训练的教员或临床研究人员。

　　高级急救人员或高级医疗辅助人员的训练目标是什么呢？学员完成训练后应能实施气管插管术（endotracheal intubation）——一种稳定呼吸的高级方法；能够进行心电图记录追踪，并提供其他心脏有关的高级生命支持干预；能够提供产科急救，并处理复杂的新生儿问题；能够让受到严重躯干或脑部损伤及胸腹部钝器损伤的患者保持状态稳定。

　　急救医学培训中心开设了一项名为"救护车驾驶员培训（ambulance drivers training）"的基础培训项目，针对救护车驾驶员进行为期 5 天的基础急救医学课程培训。中心规定所有基础和高级急救医疗救护员每 6 个月参加一次为期 3 天的进修课程，所有驾驶员每 6 个月

---

　　1. 摘自作者 2016 年 9 月 28 日对 S. V. 马哈德文博士的访谈。

参加一次为期 1 天的进修课程。进修课程由斯坦福医学院协助设计，课程设置紧凑，以巩固急救护理关键技能为重点。所有高层工作人员，包括应急高级管理人员和项目及地区经理，也需学习进修课程。

如前所述，基础救护车配备基础紧急医疗救护员，高级救护车配备高级紧急医疗救护员。EMRI 目前仅雇用约 150 名高级医务辅助人员，而高级救护车有 990 辆，因此急救医学培训中心开设了为期 2 周的"实用高级生命救助（functional advanced lifesaving）"课程，训练工作 2 年以上的资深基础紧急医疗救护员。通过课程培训，学员可以掌握 5 种主要的高级生命救助技能。

急救医学培训中心还面向不同层次的人（从医护人员和医务辅助人员到政府官员及普通公民）提供其他训练项目。目前中心针对不同受训者提供 17 种不同课程。

为向居民普及基础生命支持技能，急救医学培训中心开设了第一响应人员课程（first responder course）。在课程中，社区居民将学习如何在紧急情况下开展基本急救活动，例如在有人突发心脏病时实施心脏复苏。已有超过 4.5 万名警察参加了此项课程。中心还开设了专门领域的急救医疗课程，包括高级心脏生命支持训练项目中的心血管急救护理课程及高级产科生命支持服务（advanced life support obstetrics）中的妊娠相关急救辅助课程。

印度的高级医疗辅助人员极度短缺，公立医院有关人员的缺口很大。2010 年 5 月，急救医学培训中心推出了区级医院医师培训项目。这是一个为期 4 天的急救医学培训项目，培训学员主要是公立医院中未受过正式急救培训的医师。训练内容包括创伤、毒蛇咬伤、急性心脏病和卒中的处理。马哈德文博士说："这虽不能替代正规急救医学教育，但通过培训急救相关概念，可以提升急救认知水平，加强急救过程的衔接。"课程内容非常全面，恰蒂斯加尔邦等部分贫困邦甚至让部分医师、护士和卫生决策者参加培训。

斯坦福医学院的贡献是多维度的。除了设计并开展高级辅助医学项目、产科学项目、创伤学项目、儿科学项目及进修项目课程,斯坦福医学院还针对培训制订了 14 个临床训练单元,每个单元对应一种急诊类别。例如,心血管类急诊和呼吸系统类急诊各有一个相应的训练单元。斯坦福医学院的工作人员以小组为单位向紧急医疗救护员传授知识和技能。完成训练单元后,紧急医疗救护员会去医院实习,实际检验学习效果。这种模式首次引入印度。

斯坦福医学院和 EMRI 都认为,对这一数据进行分析,将有助于在印度乃至其他国家引入并大规模启用急救医疗服务。对人口状况近似、资源短缺的国家而言,印度为急诊医学临床研究领域提供了值得学习的新模式。

斯坦福医学院还制订了一套急症应急服务操作规范(acute care emergency protocols)。马哈德文博士说:"研究结果表明,地区间及邦与邦之间不同的医疗机构和救护车所提供的医疗服务也各有不同,因为印度尚无急诊服务的操作规范。因此需要有一套规范来确保各邦所有的救护车和医疗服务提供方都能按照标准执行医疗服务。"

EMRI 与斯坦福医学院开发了 55 个急救服务操作规范,双方出版了一本标准化诊疗操作手册,提供了规范化服务的操作流程和服务内容,如胸痛的规范急救程序。EMRI 印发了 10 万多份操作手册,每辆救护车上都放置了纸质版操作规范。急救医学培训中心培养的基础和高级急救人员人手一本手册。呼叫中心也备有手册,以保证操作一致。急救调度中心的医师在急救时全面参照手册内容,通过电话指导救护车的急救人员进行操作。马哈德文博士说:"我认为这是世界上最先进的院前（prehospital）辅助医疗操作规范之一，因为它囊括了当时全部的最佳实践证据。"

斯坦福医学院在 EMRI 医学研究标准制订中发挥了关键作用，协助 EMRI 提升在线医学研究能力，采集实时数据，分析急救案情、处置措施及干预效果。印度的研究人员此前从未采集或分析过此类信息。斯坦福医学院和 EMRI 都认为，对这类数据进行分析，将有助于在印度乃至其他国家引入并大规模启用急救医疗服务。对那些人口状况相似、资源短缺的国家来说，印度为急诊医学临床研究领域提供了值得学习的新模式。这一领域的研究将惠及印度和其他有意发展本国急救医疗服务的中、低收入国家。

德里印度政府卫生与家庭福利部希望在全国开展急救医疗人员和医疗辅助人员的规范化培训。该部委托 EMRI 提供支持，在 EMRI 经验基础上制订《全国救护服务行为准则》（national ambulance code）和其他灾害及急救医疗指导方针。

印度的急救医疗教育事业仍旧任重道远。在理想情况下，印度一所区级医院应拥有 10 名高级医务辅助人员，全国有 600 多个县，因而总共需要 18 万名医务辅助人员进驻医院急诊科，反映出供不应求的问题。

第 11 章　服务拓展与未来挑战

急救管理研究中心(EMRI)持续扩大服务范围,不断丰富服务种类,并提升服务质量。

EMRI 计划在 2018 年将急救服务拓展至西孟加拉邦(West Bengal)。2017 年 3 月,EMRI 同西孟加拉邦政府签署合作谅解备忘录,目前在该邦投放了 102 辆全程接送型救护车。

EMRI 还将服务扩展到印度之外。在斯里兰卡表明引进 EMRI 服务的意向后,印度政府向该国两个省提供的援助金额超过 750 万美元。援助范围包括:应急指挥控制中心一座,带有全套设备的基础生命支持救护车 88 辆,以及服务运行短期开销。斯里兰卡卫生部(The Ministry of Health, Government of Sri Lanka)同 GVK EMRI 签署了合作谅解备忘录。服务于 2016 年 7 月 28 日正式启动。位于科伦坡(Colombo)的应急指挥中心每天接听约 300 个来电。在海得拉巴,EMRI 为 240 名斯里兰卡紧急医疗救护员提供了为期 52 天的培训。240 名斯里兰卡驾驶员在科伦坡接受训练。

EMRI 将服务拓展到多个相关领域。为满足新生儿诊疗需求,EMRI 启用了新生儿救护车。按照国家卫生规划下的一项印度政府倡议,EMRI 还开始了一项面向母婴患者的流动医疗服务。这一服务覆盖 10 个邦,共有 3500 多辆救护车参与。这些救护车可在医疗安全且无菌的环境下将产妇和婴儿从医院运送回家。EMRI 同时还创建了移动诊所,将初级医疗卫生服务带入偏远地区;针对复杂地形,设计了急救船(boat ambulance)和救护用轿(palanquin ambulance);开通了"104"卫生信息帮助热线；开通了"181"热线，以报告针对女性的犯罪行为；针对动物病患，设计了家畜专用救护车（animal husbandry ambulance）；为将患者从一所医院转移至另一所医院，创设了机构间转运救护车（inter-facility transfer ambulance）。

EMRI 也计划拓展其他医疗服务提供，包括开设地区性医疗卫生机构。克里希纳姆·拉朱（Krishnam Raju）说："在部分医院，特别是县级公立医院里，正规医疗设施并非全都质量可靠。我们向政府宣传的是，要对初级医疗卫生服务机构、社区卫生中心和县级医院进行私有化，以提供合乎要求的医疗服务。如果要增加住院分娩（institutional delivery），就必须使初级医疗卫生服务机构和社区卫生中心发挥作用。" EMRI 目前正同印度北方邦（Uttar Pradesh）政府磋商，目的是让新开设的公立妇幼医院私有化。克里希纳姆·拉朱说："北方邦政府很快就会为这一项目举行公开招标。或许我们可以参与其中，起初先围绕最多 5 所医院竞标，后期再以运行更多医院为目标。"

在 EMRI 发展壮大的过程中，其他运营者也在涉足急救管理服务。"108"热线其他的私营运营者还包括在 3 个邦（比哈尔邦、奥里萨邦、旁遮普邦和中央邦）负责"108"热线服务的 Ziqitza 健康护理有限公司，以及在马哈拉施特拉邦和德里负责"108"热线的 Bharat Vikas 集团。二者均是在交叉补贴（cross-subsidy）模式下盈利的社会企业。此外，还有几家综合平台服务提供者也进入了医疗领域。Murgency 和 CallHealth 等服务提供者运用信息技术实现了一系列医疗服务的聚合与供应。

如何维持较高的成本效率与稳定的研发投入是急救服务运行面临的最大挑战。救护车必须不断维修和更换。但德里的中央政府提供给各邦的急救护理支持款项不断减少。各邦还有其他需要优先解决的医疗事务，它们和急救服务一样，需要争取中央政府支持。

研究是耗资巨大的活动。竞争愈演愈烈,EMRI 需要持续完善服务,增加研发投入。

对于以邀标形式指定 EMRI 为急救服务运行机构的邦来说,随着法律问题日趋复杂化,邦政府最终被迫选择公开招标路线。EMRI 在未来必须与营利组织竞标。

同时,EMRI 必须关注未来人们的需求。尤其是必须营造内部晋升途径。目前,雇员晋升的空间依旧受限,且监督架构十分薄弱。如何留住技能熟练的人力资源是一大挑战。

但尽管存在这些挑战,EMRI 及印度的"108"应急体系依然是世界上最创新的公共卫生项目之一。这一体系拯救了数百万患者的生命,帮助上千万人从灾难性事故中恢复。在中、低收入国家可承担的成本范围内,EMRI 竟能达成如此程度的效果与效率。

第 12 章　影响与演化

本章展示针对急救管理研究中心（EMRI）服务的 3 个外部评估研究结果，包括部分 EMRI 急救案例。

卡纳塔克邦 EMRI 的"108"急救热线服务评估[1]

2013 年 9 月，卫生管理研究所（Institute of Health Management Research）受卡纳塔克邦政府卫生与家庭福利部委托开展了本项研究。研究从多角度分析急救管理研究中心（EMRI）模式，包括运行情况、经费投入、利用方式、社区需求、存在挑战及应急管理机制的问题。研究选择卡纳塔克邦的 10 个县为研究点，分析 EMRI 服务在社区的知晓率和覆盖率，评估服务绩效，查找困难、问题和服务缺口。

本评估旨在帮助该邦卫生与家庭福利部了解项目实施情况，分析成败得失、存在的差距及应对措施，并对项目的完善及推广提出建议，探索建立体系联动机制，尽力扩大项目的健康收益。

研究范围

本研究旨在从以下方面评估 EMRI 的 108 热线服务：①急诊、匪警和火警服务可及性；②妊娠、新生儿、婴幼儿诊疗服务的覆盖率；③孕产妇死亡率、婴儿死亡率和住院分娩率等卫生指标情况；④EMRI 服务覆盖率；⑤流程和实施；⑥信息记录情况。

---

1. http://kea. karnataka. gov. in/sites/default/files/IHMRB_ Draft%20_Report_EMRI_03. 09. 2013%20(1)_1. pdf）。

同时进行定量评估和定性评估。定量评估内容包括对初级卫生中心的服务记录分析、问卷调查和入户调查；县级医院、社区医院、基本医疗卫生机构和 EMRI 办事处 2010—2011、2011—2012 及 2012—2013 财年的可用数据及管理信息系统数据。

定性评估内容基于对 10 个县内的社区居民、股东和服务工作人员的访谈。评估结果由 PPS 抽样（按规模大小成比例的概率抽样，Probability Proportional to Size Sampling）调查法得出。EMRI、县级医院、街区医院和初级卫生中心的所有相关工作人员都参与了访谈。

研究发现

研究总体结论是，卡纳塔克邦 EMRI 服务开展以来，服务利用率不断提高。卡纳塔克邦每 12.5 万名居民拥有一辆救护车。研究时，救护车服务已开展 5 年，共有 517 辆救护车在运行，平均每天出车 1700 次，完成约 225 次转诊。

"108"热线主要处理妊娠、道路交通事故或创伤诊治相关的急救事件。引入"108"热线服务后，住院分娩量出现了较大增长。EMRI "108"热线服务中，99％为医疗急救，其中又有 51％与妊娠有关。

社区调查结果显示，95％的调查对象知晓"108"的救护车服务。超过 80％的调查对象对"108"服务的多个方面表示完全满意。在使用过"108"服务的人当中，近 60％的人员对救护车工作人员的行为与技能表示满意。

研究发现，在大多数地区，"108"服务救护车抵达急救案例发生地平均用时不超过 30 分钟。对此，超过 80％的调查对象表示认可。然而迟到的案例也发生过几次。15％的调查对象未利用"108"服务，原因包括不了解服务或救护服务的延迟。上述数据（从 EMRI 办事处保存的 2010—2013 财年的记录中得以证实）显示，服务平均响应时间在农村地区为 29 分钟，在城镇地区为 17 分钟，总体平均时间约为

27 分钟。

尽管服务是免费的,但仍有一些服务受益人反映被索要费用。接受访谈的受益人中有 12% 被收取过救护车费用。

卡纳塔克邦未达到每 10 万居民拥有一辆救护车的标准。许多调查对象和负责官员认为,出现延迟是因为他们所在县的救护车配备不足。但是研究发现,即便是在救护车数量达到标准的县,也依旧存在延迟,主要原因包括距离太远、车辆故障、路线问题、地势崎岖、路况不佳、交通堵塞,以及因事发时无车可用导致的延迟。研究地区状态为忙碌的救护车的百分比在 2010—2013 财年间出现迅猛增长。这一数值在 2010—2011 财年为 3.9%。2011—2012 财年,这一数值几乎稳定在 3.7%,但在 2012—2013 财年中增至 11.1%。

在 2010—2013 财年间,每辆救护车上平均配有 2.5 名急救医疗救护员和驾驶员。主管机构反映,在人员训练方面出现了一定程度的滞后,与工作人员的访谈也反映了这一点。

中央邦应急处置服务绩效评估(在 DFID 技术及管理支援合约下,落实由家庭健康国际 360 组织负责的印度中央邦卫生部门改革项目)[2]

印度中央邦政府与 EMRI 签订了合作谅解备忘录,将分阶段在中央邦全境提供一体化卫生应急处置服务。服务于 2009 年 7 月启动,截至 2012 年 12 月,共有 102 辆基础生命支持救护车覆盖 10 个县。服务在 2013 年继续延伸至另外 40 个县,基础生命支持救护车数量增至 352 辆。评估仅参照 2012 年 12 月前的数据,在该时间节点共有 102 辆救护车处于运行状态。

---

2. http://www. nhmmp. gov. in/WebContent/MPTast/Research_studies/EMRI_Assessment_report. pdf)。

针对 EMRI 急救管理服务,中央邦政府委托外部评估,以了解服务的优势和不足。政府指定中央邦技术援助支持小组(Madhya Pradesh Technical Assistance Support Team)开展评估工作。小组同国际审计公司德勤(Deloitte)签约,由后者负责具体评估。

评估人员选取中央邦 3 个县作为代表性样本(覆盖城镇和农村地区),对其进行现场调查。他们在每个县各走访 3 处街区。样本县和街区的选取是基于对从 EMRI 处获取的数据进行的分析,这些数据包括地理覆盖范围、运行年数、急救案例处理数和响应时间等指标。在与中央邦政府和中央邦技术援助支持小组商讨后,最终确定样本县和街区名单。

研究整体目标是对以下几点做出评估:①公私合作框架的合约及制度合理性;②"响应、抵达与救护"模式的效率;③关键绩效指标及监测要点情况;④EMRI 内部支持功能分析;⑤用户、非用户和现场工作人员对服务的反馈;⑥对按照关键成本指标得出的成本数据的分析;⑦未来支出测算。

遵循的研究方法包括文献搜集分析和现场调查。实地走访包括同邦一级官员与 EMRI 管理层、EMRI 工作人员、医院以及服务受益人进行的讨论。

以下是对某些预设指标的评估总结。

响应

急救调度中心的来电处理流程明确、清晰,硬件、软件配套设施布局合理、运用得当。急救调度态度积极、遵守既定工作流程。呼叫中心的运行具备适足的监管体系,团队负责人对监管体系运用得当。

然而,人力规划流程有待强化。在组织层面上,无效应答、无人应答和车辆忙碌案例的比例偏高,需要管理、响应、现场运行、人力资源和市场推广各团队合力应对。

抵达

研究认为,救护车抵达后工作流程明确、执行严格,车队和现场团队管理完善。在地方层面与流动摊贩保持密切联系,配备车辆性能全面追踪机制,这两方面提高了车辆效率。服务手册、事故报告格式和车队管理系统等举措促进工作人员遵守操作规范。有待改进之处包括加强对距离和行驶时间相关性的分析,根据车队驻地位置(城乡、行驶距离、加油站距离)等因素,灵活制订每日燃油费额度。

现场运行团队对工作人员和行动事务的管理指挥情况良好。执行日常任务的紧急医疗救护员和驾驶员表现出高度的自信和积极性。有待改进之处包括急救收尾工作存在延迟,现场服务缺乏规划性,与地方政府联络不足及与医院联系不够紧密。

救护

标准操作流程明确,急救调度中心人员能够及时提供在线支持,全部救护车均配备了受训专业人员,医、护熟悉有关要求并能严格遵守操作规程,这些是确保“救护”过程顺利开展的要素。

EMRI 需要改进之处包括急救调度中心医师人数短缺,对急救调度中心医师和急救人员的服务评估不完善,与公立医疗机构缺乏协作。

此外,EMRI 应全面评估各类人员的应急演练培训效果,以找出技能缺口。

人力资源

遵照国家人力资源综合考核机制,建立健全规划、招聘和年度考核流程,招聘人员熟练掌握流程。需要改进之处是人力规划机制,应根据急救来电量的预测和来电处理时间,对人力资源进行合理规划。

总体而言,应急接线专员、紧急医疗救护员和驾驶员对工作流程和文件资料处理妥当,对患者体贴关照。

急救医疗救护员能够熟练掌握相应的管理规范,但理论学习不足。对于疑难情况处置,他们常需要咨询急救调度中心的医师,凸显出进一步进修培训的必要性,特别是对刚入职的人员。

质量

质量管理体系经过国际标准化组织(ISO)9001:2008 认证。所有核心和辅助职能都建立了明确的流程。质量团队认真细致地完成全部核心职能评估,包括:①评估分析救护车;②根据技能、态度和流程知识 3 个指标,对应急响应人员做出评估;③评估车辆使用情况,分析未能完成的任务;④救护车出勤情况评估。

团队还需更多关注对辅助职能的监测和审核。目前团队尚未执行过内部审核,以追踪和推动辅助职能部门对流程的遵守。另外,还需关注对医疗监管和无效应答的审核。总体上看,除流程以外,团队还应通过彻底分析现有数据,尽量使用有效的服务指标。

服务拓展

制定战略规划及信息传播策略,关注目标信息识别分析,需求分析、问题应对(例如,无效应答和创伤、妊娠之外的医疗急救案情)等方面。

在政策层面,中央邦政府和 EMRI 应制订信息和教育推广计划,评估合作效果,建立额外预算投入机制。

信息技术

EMRI 建立了先进的信息技术(IT)系统,高效处理来电,安全存储数据,进行数据分析。信息系统为"108"热线提供核心技术支撑。EMRI 与马衡达技术合作开发核心应用程序,使用全国通用标准进行 IT 系统的设计、审核和升级。

中央邦 IT 团队出色地完成了工作,使系统正常运行率维持在

99.9％以上，同时对系统进行监控，制定应急预案。整体来说，技术和数据虽然是机构的强项，但数据分析水平还有待提升。

合约与制度框架

2012 年 12 月签订的合作谅解备忘录内容完备，明确列出了中央邦政府和 EMRI 的角色与责任。与之前的谅解备忘录相比，这份文件明确了服务指标和预算上限，政府可以监测服务运行情况及财务状况。可通过提升客观性，进一步优化目前所使用的服务指标。还可通过举行各级委员会定期会议、改进报告的要求与分析等途径，进一步强化监测水平。这将有助于中央邦政府持续监测 EMRI 的执行计划，为提升绩效做出贡献。

成本

中央邦"108"热线服务的运行成本呈降低趋势，绩效基本上与其他服务较为成熟的邦不相上下。

部分支出款项年度分析显示，总体支出呈现降低态势，主要在薪资、燃料、医用消耗品、通信及行政方面，这表明机构采取措施改进了运行和监测流程，取得了成本效益。

谅解备忘录中列出的成本预算显示，服务运行在 2012 年 4—12 月以及 2013 年 1—6 月两个时间段的实际成本符合目标预算要求。服务平稳运行后，行政、医用消耗品和维修维护等成本可能会降低。

总体不足

因为缺乏信息、教育和沟通，除妊娠和事故之外，群众面对医疗紧急情况往往缺乏使用急救服务的意识。中央邦政府和 EMRI 要明确双方在以下方面的分工职责：①无效应答比例偏高，导致对应急处置中心资源的无效利用。②紧急医疗救护员存在技术知识漏洞。③药品耗材需求的评估不足。④与医院缺乏联系。

对服务运行监督不足，具体包括重要服务指标实现情况、谅解备忘录的执行情况、财务指标的达成状态及中央邦政府采购流程。

其他相关服务流程和违规服务行为的监管不到位。

服务平稳运行后，行政后勤、医用耗材、维修维护等成本或可降低。

金伯利·S. 巴比亚兹（Kimberly S. Babiarz）、斯瓦米纳塔·V. 马哈德文（Swaminatha V. Mahadevan）、诺米塔·迪维（Nomita Divi）及格兰特·米勒（Grant Miller）：救护车服务与安得拉邦和古吉拉特邦新生儿及婴儿死亡概率降低的关联性研究。[3]

本研究首次采取定量分析方法，评估 EMRI 服务在印度安得拉邦与古吉拉特邦对母婴健康的早期影响。两个邦约有 1.45 亿人口。

本研究中使用了 3 个来源的数据，包括 EMRI 服务电子记录、国际人口学研究会（International Institute for Population Sciences）在安得拉邦进行的第 3 次县级医院调查和入户调查，以及研究团队在古吉拉特邦开展的家庭调查。

研究使用的是 EMRI 项目在各邦开展以来的记录，即安得拉邦的记录起始时间为 2005 年 8 月，古吉拉特邦的记录起始时间为 2007 年 8 月，截止时间均为 2010 年 9 月。所收集的数据详细列出了每一辆 EMRI 救护车开始启用的确切日期、投放城市和县。样本包括安得拉邦运行的 804 辆救护车，以及古吉拉特邦运行的 468 辆救护车的首次服务日期和地点。在研究对象时段里，两个邦共接听了 120 万个妇产相关急救电话。

总体发现

研究发现，急救服务覆盖情况与新生儿死亡率、婴儿死亡率、分

---

3. Two Indian States Health Affairs 35，no. 10（2016）：1774-1782 doi：10. 1377/hlthaff. 2016. 0564 2016 年 10 月。

娩并发症发生率的下降存在相关性。安德拉邦干预效果明显,但古吉拉特邦仅在新生儿及婴儿死亡率较高的县效果显著。然而,研究发现住院分娩率和助产分娩率几乎没有变化。研究表明,人群健康结果改善可归因于产妇与新生儿卫生服务质量的改善。

孕产妇急救服务量在两个邦占比最高。根据安得拉邦和古吉拉特邦各县 EMRI 服务的开展时间、过程与覆盖率变化情况,分析了 EMRI 服务效果。

研究结果

安得拉邦:研究发现,在 EMRI 救护车服务地区,新生儿和婴儿死亡率总体上出现了明显降低。当救护车密度达到 0.16 辆救护车/100 万人口的中间值时,新生儿死亡率下降了 7.5‰,婴儿死亡率则降低了 11‰。EMRI 服务与婴儿或新生儿死亡率之间的联系,并未受到各县死亡基数差异的影响。

古吉拉特邦:呈现出不同结果。平均来看,EMRI 服务提供与新生儿或婴儿存活情况或产妇健康情况无显著关联性。然而,EMRI 服务与新生儿或婴儿死亡率的关联性受各地干预前死亡率影响,在前期死亡率高的县,实施 EMRI 服务后死亡率出现了较大程度的降低。确切地说,在死亡率较高的县(即急救服务开展前死亡率高于平均值地区),救护车服务会使死亡率降低 4.5‰。

研究发现,在安得拉邦和古吉拉特邦,新生儿和婴儿死亡率的降低都与 EMRI 服务存在相关性,但两个邦相关性存在差异。安德拉邦 EMRI 服务县的健康指标都得到了改善;而在古吉拉特邦,前期新生儿和婴儿死亡率较高的县获得了较大效果改善。由于 EMRI 服务首先在安得拉邦开展,后来才拓展到古吉拉特邦。研究发现对制度层面的启示是:应向弱势群体提供精准救护服务。

结论

研究总体表明,救护服务对于婴儿和新生儿死亡率干预有重大意义。本研究涉及总人口约为 1.45 亿人,但有关结果具有重要启示,即需要开展针对其他邦急救服务或不同提供者所提供服务的研究,深入了解妇幼人群受益机制和措施。

案 例

以下案例摘自 EMRI 双年刊《急救服务》。

北方邦团队：圣迦比尔讷格尔县

紧急医疗救护员：巴格瓦·帕萨德

驾驶员：拉姆吉亚汶·亚达夫

救护车位置：圣迦比尔讷格尔社区卫生中心梅达瓦尔医院

案例编号：4917＊＊＊

日期：2016 年 5 月 5 日　呼叫时间：下午 22:04

应急处置中心医师：拉斯托吉博士

送诊医院：圣迦比尔讷格尔县医院

2016 年 5 月 5 日下午 22:04，紧急医疗救护员巴格瓦·帕萨德接受派遣，前往处理一桩人身伤害案件。在案件中，两伙人员发生争执。抵达现场后，紧急医疗救护员对现场进行了简单调查，发现有近 12 人受伤。在紧急医疗救护员的帮助下，驾驶员呼叫应急处置中心，并寻求应急处置中心医师的额外协助。紧急医疗救护员对伤员进行了鉴别分类，发现其中一名伤员头部有深度伤口，胸腹部也有钝器创伤。该伤员说自己骨盆处也有疼痛感，且呼吸困难。他立即被转移到救护车中接受恰当的院前急救服务。

遵照应急处置中心医师建议，驾驶员与紧急医疗救护员同警方相关人员商量后，决定将伤员转移至最近的医院。与此同时，警方和增援救护车抵达现场后协助转移其余伤员。随后，按照鉴别分类结果，所有伤员被转移至圣迦比尔讷格尔县医院接受后续照护。在事后 48 小时回访时发现，12 名伤员全部存活并接受留院观察。

安得拉邦团队:东戈达瓦里县

紧急医疗救护员:阿卜杜勒·H.巴布,医学博士

驾驶员:汶卡塔·拉玛纳·希拉姆雷迪

救护车位置:马雷杜米里

案例编号:13507＊＊＊

日期:2016 年 5 月 9 日　呼叫时间:上午 6:51

应急处置中心医师:拉杰什博士

送诊医院:兰帕丘达瓦拉姆区域医院

5 月 9 日,约 45 名来自阿迪拉巴德县曼奇里亚拉的游客从安纳瓦拉姆前往巴德拉查拉姆。旅行团正在从瓦拉纳西返程的途中。由于山路较多急弯,司机因为疲劳,在一个弯道对车辆失去控制,客车翻入峡谷。幸运的是,客车在一处平坦表面停止了翻滚。事故发生于上午 5:30 左右,事发地移动电话网络受限。直至上午 6:50,部分乘客终于拨通"108"电话,事故信息才传至应急处置中心。

抵达现场后,紧急医疗救护员阿卜杜勒迅速了解乘客受伤情况,发现其中一人(50 岁的维加娅·库玛丽女士)已在事故中丧生,约有 15 人重伤。客车司机克里希纳·穆尔提右手开放性骨折。另一名伤员 60 岁的拉克什米·拜女士失去了右臂。其他多名伤员身体多处骨折且出血严重。还有一名乘客被困在客车下方。紧急医疗救护员使用脱困工具帮助他脱离险境。一部分伤员在绳索的辅助下被吊升回路面。

救护车工作人员提供了恰当的院前急救措施,如包扎伤口、绑定夹板、固定伤员骨折肢体等。他们用合适的担架将伤员送往救护车和其他警用车辆。在临时调动附近其他救护车参与行动之前,第一辆救护车已经运行多趟。最终所有伤员都被转移到附近的兰帕丘达瓦拉姆区域医院接受进一步护理与照看。如上文所述,EMRI 团队也能够应对多重伤亡紧急事件。

古吉拉特邦团队:唐县

紧急医疗救护员:卡皮尔·S.巴古尔

驾驶员:莫辛·汗

救护车位置:阿赫瓦

案例编号:2016000116＊＊＊＊

日期:2016 年 4 月 30 日　呼叫时间:上午 6:21

应急处置中心医师:米兰·N.绍塔里博士、纳维库玛尔·J.贡达利亚博士

送诊医院:阿赫瓦人民医院

来自范贾尔戈提的 21 岁孕妇莉塔·绍塔里怀着她的第 2 个孩子。4 月 30 日上午 6:20 左右,她开始感到腹痛,疼痛很快加剧。丈夫苏尼尔拨通了"108"热线呼叫救护车。

呼叫指令被转发给待命于阿赫瓦的救护车。紧急医疗救护员通过电话向苏尼尔询问了必要的案情细节,并建议他确保产妇身边有一名陪护人员。紧急医疗救护员也请他准备好全部病历文件。救护车抵达苏尼尔和莉塔住处后,紧急医疗救护员确认莉塔能够对指令做出正常回应,但意识在逐渐丧失。紧急医疗救护员使用折叠担架迅速将其送上救护车。

在救护车中,对患者进行氧气供给,并实施全面体检,记录主要器官的情况。救护车行驶几英里后,工作人员发现莉塔胎膜破裂,很快就要分娩。救护车被要求临时停车。在驾驶员的协助下,并依照应急处置中心医师米兰·N.绍塔里的指导,由紧急医疗救护员执行分娩操作。新生婴儿接受了必要的护理和药物治疗。

在前往医院途中,莉塔再次感到腹痛。紧急医疗救护员通过进一步检查发现,再次出现胎头着冠。救护车再次临时停靠安全地点,第 2 名婴儿以同样方法被分娩。

两名婴儿的气道都被疏通,身体都用毛巾进行了清洁,并盖上毛毯,主要器官情况也被记录下来。检查发现,第 2 名婴儿主要器官出现危急状况,伴有低呼吸频率、低脉搏、皮肤青紫等症状。紧急医疗救护员立即进行胸部按压并通过袋阀面罩输氧。紧急医疗救护员还向应急处置中心医师纳维库玛尔·J.博士寻求在线医疗指示。救护车最后到达阿赫瓦人民医院,医生表示产妇和双胞胎都处于良好健康状态。

特伦甘纳邦团队:阿迪拉巴德县
紧急医疗救护员:苏莱什·达尔玛吉
驾驶员:拉贾·库玛尔·萨库里
救护车位置:卡加兹纳加尔消防中心
案例编号:15268＊＊＊
日期:2016 年 5 月 23 日　呼叫时间:上午 11:20
应急处置中心医师:卡尔帕纳博士
送诊医院:卡加兹纳加尔素拉沙医院

29 岁的日薪工人希坎德靠清理水井维持生计。5 月 23 日早晨,希坎德被派去清理一口不常使用的深井。他借助绳索下到 40 英尺深的井道中。过了一段时间,希坎德停止对井外的助手发出拉回绳索的指示。当发现希坎德对询问没有应答后,助手警觉起来。深井的主人立即拨打"108"热线,要求救护车和当地警察提供救助。

抵达现场后,紧急医疗救护员发现警方已经赶到并正在尝试使被困者脱离深井。紧急医疗救护员对形势进行评估,他们发现无法从地面看到被困者身影。紧急医疗救护员怀疑由于井道又深又窄,氧气供应不足,被困者已处于半昏迷状态。紧急医疗救护员按照应急处置中心医师卡尔帕纳博士的建议,借助现场获得的一根百米长的绳索,将救护车上的氧气管接在上面,以这种方式为被困者送去氧气。紧急医疗救护员在氧气管的另一端连接上简易面罩,将高流量氧气沿着井道送至下方。之后紧急医疗救护员和警方人员开始大声向被困者发出佩戴面罩的指令。很快,井内的被困者开始吸氧并回应指令。紧急医疗救护员随后让第 2 根绳索滑下井道,并让被困者将绳索系在腰间。紧接着,被困者得到指示,在救援人员拉动绳索时,要配合将自己往上拉。紧急医疗救护员、驾驶员和警方人员缓缓将其救起。

被困者获救后持续接受输氧。整个过程持续了约 2 小时。被困者被小心转移至救护车,并接受重要身体指标监测。按照卡尔帕纳博士的建议,进行了静脉滴注。被困者最后被送至卡加兹纳加尔素拉沙医院接受进一步照看和护理。EMRI 工作人员通过事后 48 小时电话回访得知,被困者已经完全康复。

加索帕拉基地：西伽罗山县

紧急医疗救护员：哈菲兹尔•拉赫曼

驾驶员：阿南达•巴奈

救护车位置：加索帕拉基地

案例编号：67＊＊＊

日期：2014 年 4 月 16 日　呼叫时间：下午 23：03

应急处置中心医师：J. 侬图博士

送诊医院：达卢社区卫生中心

位于加索帕拉的救护车被委派处理一桩产妇午夜前出现分娩镇痛的案情。抵达现场时，紧急医疗救护员简要了解了产妇普尔尼玛•科什的分娩记录。这是她第 3 次妊娠，已妊娠 7 个月。整个妊娠期间，她都未曾接受任何产前检查，因而没有意识到自己存在早产的可能性。在对主要器官进行检查后，紧急医疗救护员认为她状态稳定，决定将她转移到救护车中。

救护车前往医院的途中，分娩流程已经进展到胎头着冠阶段。紧急医疗救护员预料到分娩时刻即将到来，于是请驾驶员将车辆停在路边，以便实施车内分娩。紧急医疗救护员立即协助产妇分娩出一名女婴，中途没有遇到任何问题。正当紧急医疗救护员对新生儿进行护理时，普尔尼玛又感受到一阵宫缩。紧急医疗救护员发觉胎头着冠，意识到这是一例多胎分娩。第 2 名女婴也顺利娩出。根据应急处置中心医师侬图博士的建议，两名新生儿立即接受了护理措施及输氧。在紧急医疗救护员照看普尔尼玛时，后者表示再次感受到疼痛。紧急医疗救护员发觉这是第 3 次胎头着冠。经过 15 分钟的间隔，第 3 名女婴被分娩出来。但是这名女婴没有发出哭声，于是紧急医疗救护员立即开始实施新生儿复苏和人工呼吸抢救措施。判断婴儿需要更高级护理，紧急医疗救护员立即请驾驶员将车开往最近的医院。

产妇和 3 名婴儿随后都被送往达卢社区卫生中心接受进一步照看。后来了解到，第 3 名女婴未能存活。但接收医院的医生和工作人员对救护车团队处理分娩困难案情时付出的努力表示感谢。

古吉拉特邦团队:帕坦县

紧急医疗救护员:凯坦·绍塔里

驾驶员:巴拉特·维亚斯

救护车位置:帕坦城

案例编号:2014000090＊＊＊＊

日期:2014 年 4 月 10 日　呼叫时间:下午 13:14

应急处置中心医师:凯图·乔希博士

送诊医院:帕坦 GMERS 医学院及医院

　　4 月 10 日午后时分,冈盖村 55 岁的莱本·阿姆拉拜·普拉加帕在家中时突然感到胸部剧烈疼痛。她开始感到呼吸困难并大量流汗。家人带她前往相邻的拉努吉村一家私立诊所。待莱本状态初步稳定后。主治医师提鲁拜·沙向附近等级更高的医疗设施提交进一步转诊请求。他拨打"108"热线请求派遣一辆救护车。案情被委派给位于帕坦的救护车。

　　当"108"团队抵达所提供的地址时,莱本意识依旧清醒,但胸痛难忍,出现严重的呼吸困难。进行简要评估后,紧急医疗救护员迅速将莱本送上救护车,让她保持半卧姿势以便于呼吸。执行高流量吸氧后,紧急医疗救护员对所有重要健康指标进行评估,之后迅速找到静脉注射导管,并咨询应急处置中心医师凯图·乔希博士。根据乔希博士建议,对患者施用了全部必需药品以缓解胸痛,减轻呼吸困难。

　　在前往医院途中,每隔一段时间便会重新测评重要身体指标。最后,莱本被移交给帕坦的 GMERS 医院。根据回访电话,她在住院 6 天后出院。

中央邦团队:比图尔县

紧急医疗救护员:尤盖什·帕瓦尔

驾驶员:拉简德拉·卡罗雷

救护车位置:寇特瓦里

案例编号:2015000615＊＊＊＊

日期:2015 年 10 月 15 日　呼叫时间:上午 6:18

应急处置中心医师：罗希特·辛格博士

送诊医院：比图尔县医院

工人夏姆瓦蒂已临近产期。她和丈夫希拉拉尔搬到了附近的城镇中心赚钱养活生计。案情发生时两人正在乘火车回本村的路途之中。当天早上，夏姆瓦蒂到列车的卫生间去，在那里她感受到分娩的疼痛。列车停靠在中途的一个车站。希拉拉尔迅速把情况告知了他的朋友、媒体记者阿硕克。阿硕克马上联系车站站长，后者拨打了"108"热线。列车在车站一直等到救护车抵达。待命在寇特瓦里的一辆救护车接到委派，并在数分钟内抵达火车站。

紧急医疗救护员到达现场，意识到分娩即将开始。他联系了应急处置中心值班医师罗希特博士寻求医疗建议。紧急医疗救护员让产妇采取截石位（lithotomy position），准备分娩。分娩疼痛很快加剧。随后观测到胎头着冠，一名健康女婴随后以顶先露（vertex presentation）的方式出生。紧急医疗救护员执行了口鼻抽吸措施。婴儿在出生后马上发出哭闹声。紧急医疗救护员接着夹紧脐带并将夹紧部分脐带剪断。他将婴儿擦拭干净并将其用干毛毯包裹。这之后又进行了胎盘娩出。紧急医疗救护员和驾驶员将母女抬进救护车。夏姆瓦蒂和女儿在稳定的状态下被送往医院。

第 13 章　全球性启示

并非所有的创新都源自新概念。从已有概念中也能诞生创新。急救管理研究中心（EMRI）借鉴"911"电话服务的核心概念，并且根据印度国情对其进行相应调整。这成为印度首个整合医疗、匪警和火警服务的卫生应急响应服务网络。它同时也是世界上首个在工作中重视研究与培训的急救服务机构。EMRI 的经验为决策制定者、私营部门和广大医学界提供了宝贵经验和新机遇。

若干内、外部因素决定了 EMRI 在印度的成功。首先，该机构明确了需要解决的总体问题。据 EMRI 估算，印度每年有近 400 万人死于医疗、匪警和火警相关的紧急情况。为解决这一问题，EMRI 制定了基于技术的方案，克服了其他机构未能克服的障碍。EMRI 的解决方案成本低廉，并且在不影响服务质量的前提下，采取通用的运行模式，打破了语言和地域条件的差异。

EMRI 成功的最大外因之一，是印度国家农村卫生规划的组建，该项目鼓励各邦启用 EMRI 的服务。印度政府在此项目中持续为 EMRI 服务提供资金和运行支出。可持续的融资模式有利于各邦将资金用于创新项目，这是推动 EMRI 取得成功的最大因素。救死扶伤的共同愿景、合作双方高层对共同事业的支持、EMRI 高效的内部管理模式，以及政府的持续反馈信息，让政府与 EMRI 的合作关系不断发展并取得成功。

EMRI 体系高效的主要原因在于它做到了机构整合。EMRI 服务的 3 个基本组成部分，即电话呼叫中心、车队管理部门和院前急救管理部门,均由 EMRI 统一集中管理。EMRI 选择进行体系优化,注重以技术为支撑建立综合服务体系,改善了服务效率和效果。同时运行规模扩大,降低固定成本。EMRI 建立了强有力的信息监测系统,以低成本产生高质量产出,构建以客户为中心的服务体系。

EMRI 与政府之间成功的合作关系表明,运作良好的公私合作模式应具备以下关键要素:谅解备忘录表述清晰,合作双方角色界定明确,功能互补,双方具有改善民生的共同愿景,彼此相互信任,服务运行机制公开透明。EMRI 具有合理、高效的工作流程,有能力提供高质量的世界水平服务,为自身赢得了政府的信任。作为回应,政府给予 EMRI 完全的自主权,提供面向公众的基本医疗应急服务。人员招聘、采购、装配和救护车部署等主要服务内容由 EMRI 主导安排,政府极少参与。

EMRI 堪称私营部门开展非营利事业的最佳典范。本书多名受访者都认为政府对该机构的信心根植于 EMRI 非营利的组织架构。在非营利运行模式下,所提供的服务能以标准、公平的方式面向全体患者,并不会因为社会经济地位不同存在区别。EMRI 的合作伙伴表示,EMRI 和健康管理研究中心(HMRI)最辉煌的时期,恰恰是二者完全作为慈善事业运作的年代。政府当时以邀标的形式指定合作机构。现在,政府则通过公开招标决定与哪家机构签订合同。EMRI 要同营利机构竞标,如何确保业务的可持续性成为它目前面临的主要挑战。如果连必要的车辆更新及维修等决策都需要经过各邦政府部门的审批,就可能受到多变的决策议程的影响,一旦出现资金短缺则无法保障运行,最终会影响到服务质量。这是项目所面临的最大风险之一。

EMRI 经历过营利和非营利管理模式。不同的邦对两种模式的选择不同。在营利形式中,服务提供者倾向于选择路途更短、更易处置的事件,需要加强监管和问责。报价最低的竞标者获得应急服务提供项目后,或许不会像 EMRI 那样按照非营利原则提供服务。不幸的是,对于 EMRI 的"108"急救体系这样复杂的项目,政府的分析和监管能力有限。若能建立适宜的保障和监管机制,营利与非营利两种形式在理论上都具备可行性。

任何重大政策改变都不能缺少政治领导层的参与。那些率先在各邦推行 EMRI 服务的政治领袖,都是重视医疗卫生服务发展的决策者。EMRI 的发展历程表明,所有重大政策措施要想取得成功,必须获得坚定的政治支持。行政管理系统的支持也很重要,反映在各级政府的参与积极性和对项目的投入方面。

EMRI 非常重视团队的领导力。虽然具备极佳的卫生专业知识和技术工具,创始团队意识到需要经验丰富的私营部门团队进行领导力管理,吸纳企业精神,指导建立不同团队的协同工作机制。他们清楚服务提供并非仅依靠医师和技术工程师。创始管理团队为员工设定了清晰的愿景,必须在特定时间内达成既定目标。团队的奉献精神和感召力赢得了政治领袖和政府部门的支持。政治支持引领着变革,帮助 EMRI 持续完善。EMRI 之所以能够超越印度国内其他救护服务,主要归功于强大的领导力。

EMRI 的影响力是多方面的:一方面它为大众提供高质量、可支付的急救医疗服务;另一方面,它还在各邦创造了 5 万个就业岗位,给农村地区创造了许多维持生计的机会。救护车工作人员往往是服务地区的居民,他们从 EMRI 不仅获得了一份工作,也获得了社会的认同。EMRI 服务在某种程度上证明,创造本地就业发展机遇可以减缓农村人口向城镇地区迁徙。

在印度或其他任何社会经济条件类似的发展中国家,必须依靠规模来获得影响力,不降低单位服务成本就无法形成规模,因此创新举措必须具有成本效益。当今医疗领域绝大多数重要创新的实现,都越发依赖于技术。社会企业家充分发挥技术的潜力,提供可及、可负担的医疗卫生服务。十多年前,EMRI 和 HMRI 的领导者便意识到技术可在医疗服务领域应用于预防与治疗。技术应用不仅提高 EMRI 服务运行的效率,雄厚的计算机化与自动化基础也让 EMRI 有能力以极低的成本提供服务。例如,EMRI 将信息技术用于建设最新型救护车,建立呼叫中心,高效运用全球卫星定位系统(GPS),采取云端储存(cloud storage)降低成本等。

EMRI 非营利的组织架构使政府对服务运行充满信心。在非营利模式下,不管患者的社会经济地位如何,服务标准、公平地向全体患者提供。

政策调整应基于患者数据收集与分析,了解流行病学及医疗体系与社会环境的变化情况。在印度,研究者在生成证据时面临着数据收集不充分和缺乏完整性两大难题。印度的各级政府已开始逐步地运用电子化健康记录管理居民健康,但成效各异。母婴追踪系统(mother and child tracking system)以及面向新生儿发行 Aadhar 生物辨识卡片便是政府在健康信息电子化改革方面开展的两个具体项目。

现代信息技术的一大益处是可以提供大数据。但印度在这方面依然任重道远。在印度国内,很少有机构能像 EMRI 一样获取海量医疗数据,这些数据可应用于当前及未来的临床研究。EMRI 和 HMRI 收集确凿数据并进行分析,支持 EMRI 和政府进行循证决策。急救医学培训中心定期使用这些数据进行有意义的研究,以继续改善 EMRI 服务的质量。但政府尚未充分利用这些数据,因为首先需要明确证据需求,才能对数据进行充分利用。

公私合作关系的成功要素

急救管理研究中心同印度各邦政府的公私合作关系取得了巨大的成功,成功因素包括:①邦政府和服务运行者之间的相互信任。②公开运行经济状况及实施效果信息。③合作双方取长补短,不断进取,为持续质量改进树立标杆。④针对问题具备快速反应能力,自我完善。⑤高度肯定彼此成就,不争功。⑥设立彼此认同的绩效指标,谨慎评估运行绩效,查找问题,制定预警机制,应对重点问题。⑦节约成本,提供更具成本效益的服务。

在上述要素的影响下,双方沟通充分,磨合顺利。经历了持续投入、不断改进的 10 年合作期,彼此建立了相互信任并合作建立稳定的服务流程和体系,即所谓的"标准运行流程"。经受住了各种挑战、调整和审查,这种流程形成了稳定运行机制,对服务运行机构的依赖度减弱。

项目的效果与运营者的营利或非营利性质无明显相关性。在拉贾斯坦邦和中央邦等邦的实施证明了这一点,这些邦由其他的机构代替 EMRI 在运行急救服务。邦政府通过与 EMRI 的合作获得急救服务体系运行的专业知识,当体系和流程成熟时,邦政府便能与新的合作伙伴持续运行服务项目。邦政府还可将新合作伙伴的一些新想法、新举措注入项目,通过绩效指标管理项目运行情况。

这类合作关系中并不适合让邦政府来承担项目的运行。尽管政府了解体系和流程,但并不具备高效运行项目的能力。因为卫生应急管理体系是动态变化的,需要强大的数据分析、持续的监测评估能力,以及对庞大松散的人力资源的创新管理能力。服务受益人的需求是否获得满足,是否达到项目的预期目标,是衡量项目成功的明确指标。政府机构无法达到这一要求,项目运行面临较高的失败率。喀拉拉邦的公立应急服务就是这样的一个案例,虽然这个项目的运行层级相对较低。因此,这样一个经过多年积累、最终获得成功的公私合作项目,并不适合由政府全权负责其管理和运行。

正如前文所述,在一个成功的公私合作项目下,体系和流程已稳定确立,私营合作方的营利性质并不会影响项目本身结果。邦政府目前采取招标流程,选择卫生应急服务运营机构,并未对投标机构的营利或非营利做要求。但需要研究的是,招标流程是否会对卫生应急服务质量产生远期影响,商业理念是否更关注成本而非服务质量,是否对节约成本的重视会大于救助生命。

像 EMRI 这样符合国际标准、具备成本效益的项目,在世界任何地方都可复制,需要对其进行鼓励和宣传,以改善群众生活质量。

印度的公立卫生提供体系面临各级、各类人力资源的短缺问题。根据《柳叶刀》(*The Lancet*)杂志发布的一份报告,截至 2015 年 3 月,印度 2.53 万所基本医疗卫生服务机构中超过 8% 的机构没有医师,38% 的机构没有实验室技术员,22% 的机构没有药剂师。近 50% 的女性卫生助理职位和超过 60% 的男性卫生助理职位处于空缺状态。在社区卫生中心,人力资源短缺问题更为严重:83% 的外科医师岗位、76% 的产科和妇科医师岗位、83% 的内科医师岗位、82% 的儿科医师岗位均处于空缺。世界卫生组织(World Health Organization)2010 年的一份报告引用了印度护理学会(Indian Nursing Council)数据,提出印度护士缺口已接近 250 万,护士、患者比达到 1∶500。

EMRI 的辅助医务人员培训中心为培养有关人才提供了场所。EMRI 的能力建设措施不仅在加强自身运行方面取得了长足进展,在组建印度国内辅助医务人员队伍方面也颇有建树。EMRI 在员工教育和培训上做出巨大投入。中心已向 7.2 万名基础紧急医疗救护员和超过 500 名辅助医务人员颁发证书。中心目前聘用 1.8 万名基础紧急医疗救护员和近 150 名高级辅助医务人员。EMRI 培训的辅助医务人员中，20％在中东地区工作，其余则在印度多所医院的创伤与急救护理部门任职。EMRI 辅助医务人员在应对多种医疗急救案情时经验丰富，进行一定深入培训后可弥补印度国内卫生人员的缺口。

通过与斯坦福医学院合作，EMRI 将国际专业团队引入印度以满足本国能力建设需求。斯坦福合作伙伴针对复杂的印度卫生体系开展深入研究，结合印度国情对国际教材进行改编。国内外机构联手使国际培训落地，这样的模式可供其他发展中国家参考。

可用 EMRI 高管汶卡·昌戈瓦利（Venkat Changavalli）及阿尼尔·占帕拉的话来概括 EMRI 精神。一位说："EMRI 是出色的慈善机构、出色的公私合作方、出色的企业责任项目，与政府协作，为人民服务。"另一位说："EMRI 代表全球最佳实践，它集管理、研究和培训于一身，整合医疗急救、匪警、火警急救服务，持续自我完善，不断发展壮大。政府的大力支持与卓越的自我管理能力成就了这个国家级急救服务中心。"

若在其他国家推广此模式，需要具备一些先决要素，包括持续的财政支持、电信基础设施、内置急救规程的计算机电话软件及培训设施等基本投入要素。同时政府还要找到一个能提供系统服务的技术合作伙伴，具备卓越的管理领导力和本地化的技术能力。贫穷、新兴或富裕国家都面临着如何摒弃旧有体制束缚的挑战，任何体系中都会有部分利益相关者不愿放权让位，不愿接纳透明高效的新团队，对变革难免有抵触情绪。

EMRI 这样大规模项目需要建立独立于政府预算的稳定筹资机制，如政府每月额外对所有移动电话用户征收 1 美分的增值附加费用，便可为业务提供充足的基础设施投入和运行费用。也可尝试其他可能的筹资机制,如表彰为了社会责任而为公益项目投资的企业。印度大型企业集团塔塔(Tata)和比拉(Birla)私下已表示有兴趣作为GVK 的合作伙伴为本项目出资。

营利与非营利模式

印度的应急管理研究中心最初是印度政府与拉玛林加·拉朱(Ramalinga Raju)的萨蒂扬计算机服务有限公司共同开展的公益试点项目。随着机构发展,筹资经费也成比例增长,以满足各邦服务需求。政府投入增长显著,最多时曾经包括所有机构的运行开销。拉玛林加·拉朱、GVK 集团和马衡达技术负责服务设计、技术改进、研发与协作成本。

一些邦认识到,政府投入资金达到某个关键临界值时,营利和非营利机构承担服务的区别变得模糊,便可以将服务以竞争招标的形式外包出去。招标流程对项目也有关键影响。如果应急服务不以营利为目标,那么运行服务的价值点就是博爱仁慈。救死扶伤的过程中常常涉及权衡决策,营利性机构会从追求最低成本角度出发,可能会影响服务的价值导向,影响项目提供,虽然短期效益提升,却影响民众健康福祉的获得。追求低成本的竞标者还会减少在服务创新、研究分析及未来服务拓展的支出。

上述案例对于致力于实现全民健康覆盖的国家具有重要启示。服务筹资模式将影响决策者及服务体系的长远目标及价值观。我们认为,非营利机构运行的应急服务具有更大价值和健康成效。政府追求透明度不应以牺牲服务质量及民众健康为代价,这是一定要遵守的准则。

EMRI 正向印度之外的国家发展业务,这个先进机构不应仅涉足卫生应急管理领域。EMRI 已显示出应对地震、台风和恐怖袭击等大型公共突发事件的潜能，其功能或可延伸到现有应急响应体系中，提供灾害应急服务。EMRI 的经验及启示对于卫生系统整合设计、公私合作关系、实力培养、研究和数据分析等均有借鉴意义（图 13-1）。

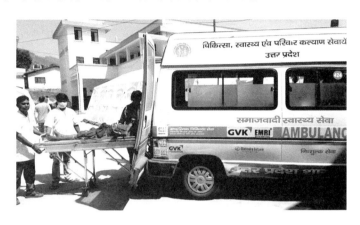

图 13-1　2015 年 Gorkha 地震后救援

　　卫生系统中，从社区、卫生服务提供者、健康服务促进者或中介者三方角度看，目前 EMRI 服务体系较为适合承担健康促进者角色。EMRI 创建了社区连接医院的独特途径，但两者之间仍存在巨大鸿沟。EMRI 应培训医师如何融入应急体系，服务于具体需求。EMRI 采取警察和消防系统联动模式，显示出一体化应急处置方案的卓越效果。能否将 EMRI 的经验启示应用到卫生系统的其他部分呢？像 EMRI 这样的模式不会涉及其他公共服务领域，因为 EMRI 在急救服务体系中没有进驻医院或参与急诊室管理。但是，EMRI 目前正与北方邦政府商讨"私有化"该邦要建的妇幼医院。EMRI 管理公立卫生服务，能否有助于克服现有卫生体系的不平等与低效率问题？这些问题都需要各方进行公开的探讨。

附录　中国院前急救服务创新模式介绍

一、中国院前急救服务体系概述

急救体系是社会应急服务的重要组成部分,关系到群众的健康与生命安全。院前急救是突发事件应急管理中医疗救治的基础性力量,是衡量一个地区社会安全保障能力的重要参数,也是助力全民健康覆盖的重要服务要素。中国目前的院前急救体系是在中央及地方政府领导管理下,以专业急救中心(站)和公立医院为主建立的服务网络。2016 年,全国有 15 858 个急救中心(站)和 12 708 家公立医院。

与中国医疗卫生服务体系类似,院前急救服务由地方(省、市、区县级)政府具体负责组织提供。地方层面的院前急救服务组织模式大致可分为 3 类:一是地方急救中心(站)配有院前急救的专业人员和车辆独立提供院前急救服务,并与医院的急诊科对接,形成急救服务网络;二是急救中心作为地方急救服务网络的调度中心,组织网络单位(公立医院)提供院前急救服务;三是指定特定医院作为急救服务网络的协调单位,组织患者转运和服务。

自 1986 年起,中国逐步建立了覆盖全国大部分城市和区县的"120"免费急救电话,24 小时接听,派遣救护车及急救人员,对于"120"系统未覆盖区域,可直接拨打负责急救的医院电话,由医院派遣救护车。一些地区尝试融合"110"和"120"热线电话,取得了一定进展。2000 年以来,在北京、上海等大城市逐渐开始探索建立社会化、多元化的急救服务体系。2001 年北京红十字会启用了"999"急救电话,这是由民间组织建立的急救服务体系。

整体上,中国的"120"急救体系正处于不断发展阶段,院前急救资源仍不足,急救网络覆盖范围有限,现有资源整合程度不足,急救能力有待进一步提升[1]。一些中西部贫困地区受地理交通、经济社会发展水平及医疗资源限制,公立部门主导的院前急救网络不能有效覆盖,影响应急反应及伤病救治能力。2016 年中国城乡居民急性心肌梗死死亡率为 58.69/10 万[2],急性心肌梗死症状发作开始 2 小时内得到救治是影响患者存活的关键因素,目前中国仅有 5% 的患者在黄金 120 分钟获得救治,显示出院前急救体系仍有待进一步完善。1996—2015 年,中国城市急救反应时间从 11.206 分钟延长到 15.855分钟,延长了 4 分多钟,反映出中国急救反应时间相对落后,亟待通过交通设施、警医联动、急救网络铺设、培训等多种措施进行改善[3]。中国政府日益重视群众健康,习近平总书记强调,要把人民健康放在优先发展的战略地位,要把以治病为中心转变为以人民健康为中心。2016 年 8 月,中国政府宣布实施《健康中国 2030 规划》,提出了全新的"大健康"观念,将健康融入一切社会政策指定过程,同时联合社会各领域力量,共同推动卫生健康事业发展,实现全民健康的目标。"十三五"卫生与健康规划作为落实健康中国规划的开局战略,进一步提出了推动互联网＋、发展健康产业等具体的工作目标。

在健康中国建设背景下,如何优化发展适宜中国本土的院前急救服务体系、保障人民群众生命安全是一个重要的议题。一些创新的院前急救服务模式不断涌现,包括志愿者自发组织开展的

---

1. 赵红霞.120 急救网络体系的构建.中国新技术新产品[J],2014(3):24。

2. 2017 年中国卫生和计划生育统计年鉴.北京:中国协和医科大学出版社,2017。

3. 齐腾飞,景军.中国 1996—2015 年城市院前急救反应时间分析.中国公共卫生[J],2017,33(10):1466-1468。

公益类自救互救培训宣传项目"白金十分钟",借助信息技术科学设计并推广有效急救服务模式的"第一反应",以及利用微信社交平台探索"互联网＋院前急救"模式的"惠急救",这些模式预测了未来中国院前急救体系的发展方向,即急救参与主体多元化、服务产品多样化、技术平台信息化等。

二、案例介绍

(一)"白金十分钟"

当自然灾害、事故灾难、社会安全事件、公共卫生事件发生后,群众不知道如何自救和互救,失去抢救时机,伤病员在救护车到达前得不到及时正确的救助,影响了抢救成功率,同时也增加了致残率和伤后的恢复难度。

针对上述问题,2010 年 10 月 10 日 10 点 10 分,一支由全国急危重症专业人员共同发起的志愿服务团队提出了"自救互救从白金十分钟做起""把握白金十分钟-创造生命奇迹"的理念,研究时效救护规律、指导救护普及,普及时效救护知识与技能,提高全民救护知识,提高民众自救和他救能力。

"白金十分钟"2015 年正式在北京市志愿服务联合会注册,被中国志愿服务联合会授予首批"全国志愿服务示范团队"称号。由全国31 个省 186 个城市和站点的医疗机构急危重症专业专家组成技术团队,来自红十字会、卫生行业学(协)会、救援组织、街道社区、党团组织、公益组织团队等 450 多个单位近 5000 多名志愿者作为成员,向大众百姓普及"急救白金十分钟理论与技术",降低意外伤病死亡率,减少致残率。

按照"公益、自愿、平等、统一、共同发起"的志愿者机制,联盟于每年 10 月 10 日 10 点 10 分在全国范围内发起和开展"急救白金十分钟·全国自救互救日"活动。活动当日发放宣传资料 20 万份,直接科普宣传人数超过 10 万,经过媒体传播使更多的大众了解和学习自救互救技能及其重要性。

"急救白金十分钟(emergency platinum ten minutes,EPTM)"项目提出的核心理念是伤病发生后,专业人员不能到达、时效最重要、救治最薄弱的早期 10 分钟左右时段内伤病救治最具时效性。一些具体的培训内容包括评估现场安全、让伤病员脱离危险环境、生命体征评估、徒手心肺复苏技术、解除气道异物、自动体外除颤、徒手止血、早期催吐等具备挽救生命和避免伤病恶化的内容。该项目专注于 120 或救援系统到达现场前的关键急救阶段,其特定时效目标是挽救生命和避免伤病恶化,强调通知急救系统的同时指导当事人或事件第一目击者在"白金十分钟"内启动自救互救活动。自救互救是伤病者、目击者参与的救护行为,是急救初始阶段和基础环节,具有更高的救治时效值,与医疗急救是互补的关系。自救和互救的效果可直接影响急救的总体效果。

每年开展和参与的白金 10 分钟急救普及活动过千场,直接科普人员 10 万人以上,目前累计科普大众超过 100 万。间接影响力超过数千万人次、网络媒体传播累计超亿次访问。"白金十分钟"这一理念带到了非洲,为当地的非洲人民培训"白金十分钟"急救技术,成为中国医疗援外医疗工作的新内容,受到外交工作领导的肯定。创新急救普及文化模式,通过广场舞等使救护普及更为大众所接受,提高了有关知识的影响。

志愿者服务团队的发展和成长是社会正能量聚集壮大的体现。"白金十分钟"的理念需要通过各级志愿者的共同努力,从一线城市到贫困区县,从企业机构到社区学校,不断传播、融入每一个人的日常生活中,是中国建立自觉自救互救体系的重要基础。"白金十分钟"希望未来能有更多的专家志愿者和个人志愿者加入队伍中,将科学的自救互救知识技能和意识普及到更多的人群,为生命创造希望。

(二)"第一反应"

"第一反应"是成立于 2012 年和一家致力于急救培训和生命救援的社会型企业,通过商业创新和科技创新的方式,让中国公民在最短的时间内具备自救意识和自救技能。

1. 急救培训 "第一反应"加快构建完善了培训课程,包括针对个人培训的美国心脏协会(AHA)认证的 Heartsaver 课程以及第一反应自主研发的核心急救员课程,用 6～8 小时的课时帮助学员学会高质量的心肺复苏术(CPR)和正确使用自动除颤器(AED)的方法。针对家庭、学校、企业等定制个性化的急救培训课程,全国有约 9 万成人及儿童接受了第一反应的急救技能培训,约 1 万人获得认证。

2. 赛事安全保障 "第一反应"为马拉松赛事提供安全保障。2013 年参考东京马拉松的系统标准和流程,为上海马拉松 10 公里赛段做安全保障试点,探索了适宜我国的赛事现场急救保障体系,对急救过程的每个步骤进行定义和规范,优化紧急情况的分级处理,强化了急救志愿者的对讲机沟通培训。2015 年,"第一反应"IT 团队开发了针对赛事现场急救人员的 APP——第一闪电侠,可对设备和人流进行定位。2013 年的上海马拉松赛事第一反应启用急救援系统 3.0,后期逐步完善,建立了覆盖赛前、赛中、赛后的全过程管理系统,实现了精准任务管理、救援现场视频和医疗记录实时上传、多事件并发分级管理等功能,大幅提高应急管理工作效率,提升了"第一反应"的体育赛事保障能力,现在每天可在全国同步开展 6、7 场赛事的安全保障。截至目前,"第一反应"已经成功保障了 300 多场大型赛事,并成功挽救了 14 例心搏骤停,康复率达 93%。

3. 社会急救系统 野外急救。2016 年戈壁挑战赛"第一反应"

首次应用应急系统,在应急保障系统增加了飞机等交通工具的信息以及其他急救系统信息,保证整个赛事各环节信息透明共享、有效联动,"120"医生全部配备了第一反应的 GPS 定位手表和紧急救援 SOS APP。

企业安全救援系统设计。"第一反应"为南京国电提供了一套包含演练、风险评估以及楼宇场景自动除颤器(AED)等急救设备分布计划、人员队伍配备的一体化方案,从企业员工中测评筛选出责任心较强、生存技能和沟通能力好的常驻急救志愿者,对 AED 设备的投放位置和操作流程进行设计和规范,保证每个区域在任何时间段都能有 2~3 人及时赶到现场。第一反应目前已服务了阿里巴巴、中海商业、中欧国际工商学院等 100 多家企业或学校。

公共场所急救体系。"第一反应"SOS 急救系统利用共享思维,通过构建全民互助急救平台,用信息化系统打通有急救技能的人和所有 AED 设备,实现全民互救。2016 年 11 月,"第一反应"自主开发的"寻找 AED"服务上线,上海的市民可以通过 AED 地图实时查找附近的 AED 设备位置和数量,并通过百度地图导航快速到达 AED 所在处。当前有 400 多台社会公共场所 AED 设备已接入地图。"寻找 AED"开通了"新增 AED"入口,鼓励志愿者、企业、私人将其他潜在 AED 设备加入平台。"第一反应"还是腾讯和中国红十字会基金开发的"AED 地图"服务的主要数据点提供方。其他中国城市如北京、杭州等地的公共区域也逐渐在配置 AED,"第一反应"计划将各地的数据统一到信息平台上,将"寻找 AED"服务升级成"一键互救"的社会共享互救平台。

CEO 陆乐定义了未来社会共享互救平台的设计,他说:"当路上有人突发心搏骤停时,第一发现人迅速启动'一键互救'按钮,后台系统直接查找定位离呼救位置最近的用户们并发出警报。附近用户警报响起后,打开手机,互救平台上会清晰显示呼救位置和最近的 AED 设备,指引用户前往协助第一发现人做 AED 除颤。互救平台呼救信息与 120 急救中心系统同步,距离最近的院前急救人员前往,将已经被急救成功的病患送往附近医院"。

(三)惠急救

微信作为中国最受欢迎的多功能社交平台,在国民生活中发挥着越来越重要的作用。鉴于微信使用的普及性和便捷性,可作为辅助平台支持院前急救,探索"互联网＋院前急救"模式。由北京巨东康业科技有限公司致力于打造的"远程急救与转运智慧云平台",从信息流、业务流、资金流(支付宝信用等)探索建立"全链条急救绿色通道",利用"急救去哪儿"微信小程序有机整合医疗与信息技术,打造一个联通患者、救护车、急救中心、医院和家属之间的一体化智慧急救平台。

平台以微信小程序为载体,以患者微信、医院微信菜单和线下二维码为入口,实现集合紧急救护、在线咨询、患者社区和购买服务为一体的患者服务平台。在应对紧急救护情况时,由一个总中心和多个分中心组成的急救中心将迅速通过小程序对呼叫进行响应,获取患者来电位置。急救中心可以通过双向视频功能快速准确地根据现场的情况指导患者和家属进行自救和互救,尽可能地提升患者的抢救成功率。同时,平台协同患者和救护车进行实时数据传输,保障救援信息的一致性和通畅性,并在必要时启动远程会诊,在第一时间给予患者急救支持。通过微信小程序现场视频,患者可第一时间联系有救治能力的医疗机构值班人员,医护人员可以更加精准地为患者提供紧急和非紧急情况下的医疗咨询服务,尤其是危重症病人发病初期救护车辆和人员到达前的"白金十分钟",延伸拓宽急救链条,保障患者安全。

在小程序的首页面患者及家属可以根据急诊分类情况,直接进入相关类别;或者进入相关条目查询急救知识,包括视频与条目文字。系统会将具有相应医疗服务能力的机构根据与患者呼叫距离远近排序,让患者了解就近的、适配的医疗资源分布。

"互联网＋急救体系"探索历程

2007年海尔集团与国际公司IVT合作开发"扁鹊飞救"个人健康管理系统,打造了全球首款基于蓝牙的健康手机。2009年黄绪东带领团队创业,集成开发12导联蓝牙心电采集器和专业医疗平板电脑,2010年成功支持解放军南部战区总医院心脏病患者急救过程中的12导联心电图做远程传输服务,并拓展服务支持广州市胸痛急救网络服务,覆盖广州市"120"急救指挥中心、解放军南部战区总医院和广州市和周边地区二十多家医院、社区医疗机构。

平台程序的高效精准运作依赖于信息数据的收集、整合与流通,物联网的发展使院前急救的信息化成为可能。通过对救护车进行系统性改造升级,救护车相关的各类信息将会同步到云平台中,便于急救中心的指挥和应对。救护车的物联网升级所带来的收益包括以下内容。

1. 全流程可视化　车内同步视频和车辆位置信息共享让急救中心和医院可以实时了解患者的情况和救治过程,并针对现场情况进行提前准备与布置。

2. 生命体征无线传输　车内的生命体征检测仪器通过物联网改造可以把患者的生命体征数据与急救中心和医院进行分享,使接收方的医生获取实时精准的患者病程进展情况,并为医生提供远程指导打下基础。

3. 实时启动院前急会诊　基于患者信息的同步和双向的视频通

道,救护车有能力实时启动院前急会诊,在第一时间给患者提供专业的医疗救助指导。

4.全流程可追溯 物联网改造的另一大优势在于实现了急救过程的全流程自动记录,使各类数据一步到位,自然形成院前急救的大数据库,为后期的追溯、统计、考核、分析、科研、优化提供了便捷和宝贵资源。

"惠急救"正努力搭建一个优质高效的院前急诊协同系统,建立省级区域分级诊疗危重症转运集成平台,创造患者、急救中心、医院多方共赢的创新急救模式。一体化的院前协同急救使会诊结果、转运方案、转运交接实现无缝衔接。系统化高效率的平台机制能服务于政府的应急管理中心,便于院前急救的区域性管理,打通区域的医疗资源,为落实分级诊疗提供了解决方案。同时,协同系统在心脑血管危重症、新生儿急危重症等特殊病症转运和院前自救互救两方面也起到了良好的推动作用。

急诊集成平台:胸痛中心

对院前急救的急性冠脉综合征患者,在救护车上由急诊科出诊医师进行基本评估后通过 12 导联心电图等生命体征监护远程实时传输,心血管内科医师进行远程会诊后确定是否具有 PCI 指征,需行急诊 PCI 的患者送达医院前由心内科医生通过急救平台一键通知发出启动指令至介入值班人员,时间至少提前 30 分钟,同时通知在救护车上进行患者的相关术前准备,到达医院后直接进入导管室。在信息化的助力下,解放军南部战区总医院 2011 年 3—12 月期间抢救的 609 例急性心肌梗死患者从进入医院大门到球囊扩张时间平均 69 分钟,最短 24 分钟。

三、小 结

志愿者组织的"白金十分钟""第一反应"和"惠急救"项目是目前中国急救服务多样化发展的结果,显示出当前急救专业人员、行业学协会、企业等多元主体对于本土化院前急救服务模式的大胆尝试和创新。

"白金十分钟"作为志愿者组织,联合急救专业人员、慈善机构及社会各界志愿个体,组织自救互救核心知识培训,在健康中国背景下,提升群众急救素养,增强自救互救能力,推动了社会、单位和个人对急救服务的关注度和参与度。

"第一反应"除了提供自救互救培训,最大的服务亮点是针对体育赛事、写字楼、城市急救体系等特定场景设计合理化的急救服务模式,利用信息化平台工具,提高响应效率,整合急救资源,促进多方参与。

"惠急救"平台是在前期对移动医疗的探索基础上,逐步形成的具有巨大潜力的"互联网＋急救"模式,利用信息集成技术及广覆盖的微信社交平台,借力当前医疗卫生领域的远程医疗及"互联网＋"等改革,探索"远程急救智慧云平台"的建设,为解决急救服务体系资源、技术和服务的缺口问题提供了一个潜在的整体解决方案。

印度急救管理研究中心(EMRI)的成功案例告诉我们,印度这样资源匮乏的人口大国,短时间内通过公私部门合作(PPP)建立起来惠及7.5亿人口的低成本、广覆盖的院前急救服务体系,成功的秘诀包括政策支持、企业投入、信息技术、质控和管理创新等。

以上介绍的三种中国的院前急救的创新模式,是中国企业、行业学协会、专业人员及群众积极参与急救服务体系探索的典型案例。结合印度经验和中国做法,我们有理由相信,在不远的将来,随着健康产业推动发展,"互联网+"医疗服务模式的建立,私营部门对急救服务的关注和投入的增加,以及民众自救和互救意识的进一步提升,中国本土化特点的公私合作(PPP)院前急救模式将随着信息技术应用进一步发展。

鸣　谢

首先,我们由衷感谢本书作者威廉·哈兹尔廷博士(Dr. William Haseltine)将 EMRI 的创新发展故事记录并撰写成书,尤其是感谢哈兹尔廷博士同 EMRI 的核心负责人以及印度相关部门机构的领导进行了深入访谈,让 EMRI 的创新历程更真实、细致地展现给读者;感谢健康普惠国际(美国)上海代表处将这精彩的内容引入中国;感谢北京中健砥石医药信息咨询有限公司在翻译过程中给予的帮助;感谢北京巨东康业科技有限公司在本书的编译和出版中的大力支持并做出的突出的贡献,才使得读者有机会学习借鉴国际优质急救创新经验。

我们也特别感谢以下各位为本书撰写提供了大力支持,GVK 集团董事长 G. V. K. 雷迪(GVK Reddy)、EMRI 负责人克里希纳姆·拉朱、急救医学学习中心主任 G. 拉玛纳·劳博士(Dr. GV Ramana Rao)和斯坦福医学院教授 S. V. 马哈德文博士,感谢他们在百忙之中接受采访。他们的真知灼见让我们更好地理解了急救管理研究中心(EMRI)。

很高兴能够与 EMRI 团队创始成员交流。感谢萨蒂扬计算机服务有限公司和 EMRI 创始人的 B. 拉玛林加·拉朱(Ramalinga Raju)接受我们的采访。一同交流的还有其他几位创始管理团队成员,包括汶卡·昌戈瓦利(Venkat Changavalli)、A. S. 穆尔提(AS Murthy)、阿尼尔·占帕拉(Anil Jampala)和巴拉吉·乌特拉博士(Dr. Balaji Utla),与他们的探讨为理解 EMRI 10 年漫长历程的成长提供了背景信息。

像 EMRI 一样，本书顺利完成也少不了政府的支持。感谢安得拉邦前任荣誉首席部长柯尼杰迪·罗赛亚（Konijeti Rosaiah）从政治领袖的视角为我们讲述 EMRI 的故事。同样感谢 P. V. 拉美什博士（Dr. PV Ramesh）和克沙夫·德希拉朱（Keshav Desiraju）两位政府高级官员帮我们领会公私合营的实际运作机制。

我们也要感谢拉玛·拉朱、泰贾·拉朱（Teja Raju）和哈里·塔拉帕里（Hari Thallapalli），他们在 EMRI 建立初期发挥了重要作用。感谢克里希纳姆·拉朱（Krishnam Raju）的执行助理拉古·拉玛·瓦尔玛（Raghu Rama Varma）协助我们获取数据和其他信息。同时要感谢前 EMRI 员工、管理团队成员詹丹·达塔（Chandan Datta）。感谢在 EMRI 建立初期负责该机构公共关系的贾瓦拉·纳西姆哈·劳·瓦南（Jwala Narsimha Rao Vanam）。关于健康管理研究中心（HMRI），我们要感谢其首席执行官维沙尔·潘瑟（Vishal Phanse）接受采访。感谢 Ziqitza 健康护理有限公司前负责人斯薇塔·曼加尔（Sweta Mangal）分享见地。

最后也是最重要的，感谢雅特拉图书（Yatra Book）的工作团队出版此书。感谢纳米塔·戈卡勒（Namita Gokhale）、尼塔·古普塔（Neeta Gupta）、尼拉贾·乔希（Neeraja Joshi）、编辑 K. 雷努·劳（K Renu Rao）以及设计师普贾·阿胡贾（Puja Ahuja）和阿尼尔·阿胡贾（Anil Ahuja）耐心配合我们工作，几经反复，最终定稿。

最后在此真诚感谢所有的读者，关于此书如有任何心得及建议，欢迎来函！我们的邮箱是：emrichina@judon.com.cn